Dr. Mathias Oldhaver

Gelée Royale

Gesundheit
aus dem Bienenstock

WIRKUNG - ANWENDUNG - FORSCHUNG

Inhaltsverzeichnis

Dr. Mathias Oldhaver

Gelée Royale – dieser Begriff hat etwas Geheimnisvolles, fast Mystisches. Dies hängt damit zusammen, dass das Wissen über diesen wertvollen Bienenstoff vorwiegend auf Erfahrungen und Anwendungsbeobachtungen beruht. Dabei kann die positive Wirkung von Gelée Royale auf unsere Gesundheit durchaus mit wissenschaftlichen Methoden erklärt und belegt werden.

Leider gibt es hierzu bisher keine umfassende Darstellung. Deshalb habe ich mir die Mühe gemacht, Fachliteratur und einschlägige wissenschaftlich-medizinische Informationsdatenbanken zu durchforsten, um die zu Gelée Royale durchgeführten Studien und Untersuchungen herauszusuchen und in diesem Buch zusammenfassen.

Sicher handelt es sich dabei vielfach um Ergebnisse aus Tierversuchen oder um In-vitro-Untersuchungen, die also im Reagenzglas durchgeführt wurden und nicht immer den wissenschaftlichen Gold-Standard einer randomisierten, doppelblinden, Placebo-kontrollierten Humanstudie erfüllen. Sie lüften aber in vielerlei Hinsicht den Schleier, der noch über vielen gesundheitsfördernden Wirkungen von Gelée Royale liegt, und geben deutliche Hinweise auf die Wirkmechanismen, die für die positiven Effekte von Gelée Royale verantwortlich sind. Diese Studien sind Ansporn, weiter zu forschen, um Gelée Royale und seine möglichen Anwendungsgebiete besser zu verstehen. Zudem liefert gerade der Ansatz der am Phänomen Gelée Royale aufzeigbaren Nutriepigenetik spannende Hinweise darauf, dass unsere Ernährung eine ganz bedeutende Rolle bei der Entstehung – oder besser Nichtentstehung – von Krankheiten spielt.

Insofern soll dieses Buch ein Beitrag dazu sein, das Phänomen Gelée Royale in seiner Komplexität besser zu erfassen und dieses »Gesundheitselixier der Königinnen« für sich zu entdecken, das bereits zahlreichen Menschen überall auf der Welt als Vitalitätsspender und zur Prävention und Behandlung vieler Erkrankungen nutzen. Gelée Royale ist weder ein Allheilmittel noch ist es ein Wundermittel. Das Entscheidende ist doch: Aufgrund der umfangreichen Inhaltsstoffe und der hohen Bioverfügbarkeit tut Gelée Royale vielen Menschen einfach unheimlich gut!

Hilfe für die Bienen!

Unsere Bienen sind in Gefahr! Weltweit berichten Imker seit Jahren von einem plötzlichen und unerklärlichen Rückgang ihrer Bienenpopulationen. Grund dafür sind der Rückgang der Lebensräume mit ausreichendem Futterangebot, die Verdrängung durch heimatfremde Bienen, der Einsatz chemischer Pestizide, der Klimawandel, Parasiten und Krankheiten. Daher wird der Eubiotika-Verlag von jedem verkauften Gelée Royale-Buch 1,- € an Mellifera e. V., Vereinigung für wesensgemäße Bienenhaltung (www.mellifera.de) abführen.

Dr. med. Stefan Stangaciu

Präsident des Deutschen Apitherapie Bundes (DAB)
Präsident der Rumänischen Gesellschaft für Apitherapie
Generalsekretär des Internationalen Apitherapie-Verbandes

Dr. Mathias Oldhaver hat ein ausgezeichnetes Buch geschrieben - das Beste, das ich bisher zu dem hochinteressanten Thema ‚Gelee Royale' gelesen habe.

Das Buch ist in einer leicht verständlichen Sprache geschrieben und informiert dennoch gleichzeitig fundiert über die neuesten wissenschaftlichen Forschungsergebnisse zu Gelée Royale. Jeder einzelne Satz aus diesem Buch basiert auf wissenschaftlichen Erkenntnissen. Wer das Literaturverzeichnis am Ende des Buches durchgeht, dem wird schnell deutlich, dass uns Dr. Oldhaver hier keine Märchen auftischt...

Gelée Royal wird von Imkern, Biologen, Apothekern, Ärzten und Therapeuten aus der ganzen Welt als eine der vollkommensten und komplexesten Funktionsnahrung angesehen, die es auf unserem Planeten gibt.
Neben seinen vielfältigen biologischen Schutzeigenschaften (antibakterielle, antivirale, antimykotische) ist Gelée Royale bekannt für die Möglichkeit, die Epigenetik positiv zu verändern, z. B. um die genetische Funktion unserer Körperzellen zu verbessern. Es wirkt zudem direkt auf die Bildung von Blutbestandteilen (rote Blutkörperchen, weiße Blutkörperchen, Blutplättchen) und stimuliert so die Funktion der Stammzellen tief im Knochenmark.

Eine der neuesten Entdeckungen erreicht uns aus Japan durch das Team von Prof. Shoei Furukawa: Sie zeigt, dass Gelée Royale die Produktion und Differenzierung von neuronalen Stammzellen verbessert. Dies erklärt, warum hohe Dosen von Gelée Royale in vielen Fällen sehr gute Ergebnisse bei der Behandlung von neurologischen Erkrankungen ergeben haben.

Es ist wichtig, im Hinterkopf zu behalten, dass Gelée Royale, zusammen mit allen anderen Hauptbienenprodukten (Honig, Propolis, Bienenwachs, Apilarnil, Blütenpollen, Bienenbrot, Bienengift, Bienenstockluft) hervorragend geeignet ist, unsere Zellen, Gewebe und Organe zu versorgen - vor allem, wenn es topisch verabreicht wird. Denn viele der hier enthaltenen Substanzen nähren und schützen unsere Zellen und damit unsere Gewebe, Organe und Systeme.

Ich empfehle Ihnen, liebe Leser, dieses Buch sorgfältig zu studieren - mindestens fünf Mal - so dass Sie schnell die wichtigsten Informationen für sich, Ihre Familie und Ihre besten Freunde finden können.

Juli 2014

IM Anton Reitinger

Präsident der Österreichischen Gesellschaft
für Apitherapie – ÖGA

Aus der Geschichte aller Kulturen und der Menschheit im Speziellen, sind die Biene und der Honig nicht mehr wegzudenken. Aus Überlieferungen, aus Funden von Grabbeigaben und aus Aufzeichnungen können wir den Stellenwert der Biene und ihrer Produkte bereits erkennen.

Wie so oft wird uns Menschen erst der Nutzen und die hohe Bedeutung von Lebewesen bewusst, wenn wir sie zu verlieren glauben, wenn sie bedroht sind. Zurzeit machen wir diese Erfahrung mit der fleißigen Honigbiene. Die Medien berichten von dramatischen Auswirkungen von Pestiziden, Insektiziden… und ihren tödlichen Folgen – vorerst „nur" für die Bienen.

Durch diese Darstellungen erlangt das kleine Tierchen jedoch auch verstärkt Aufmerksamkeit und Wertschätzung. Viele Ärzte und Therapeuten beschäftigen sich intensiv mit der Biene und ihren Produkten – einer Vielfalt die zum Wohle und Segen bei diversen Erkrankungen dem Hilfesuchenden zu Gute kommt.

Als Präsident und Begründer der „Österreichischen Gesellschaft für Apitherapie" erhalte ich durch Referate international tätiger Mediziner und Wissenschaftler deren Erfahrungsberichte und Beispiele bei den jährlichen Kongressen einen tiefen Einblick in Wirkungsweisen von Honig und Propolis, Bienengift und Blütenpollen, Wachs und Bienenstockluft – die oft an Wunder grenzen.

Gerade aber dem Weiselsaft – dem Gelee` Royale haftet ein zauberhafter Mythos an, ist es doch die Zusammensetzung alleine, die werdendes Leben beeinflussen und sogar differenzieren kann.

Wie dankbar und glücklich können wir uns schätzen, in diesem Buch – gleich einer Enzyklopädie – alles bisher Wissenswerte über dieses besondere und einzigartige Bienenprodukt in Händen zu haben. Ein Buch das von vielen seit langem erhofft und gewünscht wurde.

Der Verfasser hat diese Herausforderung und Mühe nicht gescheut, eine Fachliteratur mit den bis zum heutigen Tage wissenschaftlich und medizinischen Erkenntnissen hervorragend dazustellen.

Ein großes Kompliment für diese Leistung.

Ich gratuliere zu diesem einzigartigen Werk ganz herzlich und freue mich auf vielleicht einen Band II – denn wir haben alle noch nicht der Weisheit letzten Schluss – die Schöpfung wird uns auch in Zukunft noch mit so manchen fast unglaublichen Geschehnissen überraschen wollen.

Zell an der Pram, im Juli 2014

Bienenprodukte für die Gesundheit

D er Bienenstock gilt als wahre Naturapotheke. Neben Gelée Royale, das sicherlich das faszinierendste aller Bienenprodukte ist, liefern uns die Bienen mehrere weitere Naturprodukte, die in der Naturheilkunde vieler Kulturen schon seit Langem im Einsatz sind. Zu den von den Bienen in einer hervorragend organisierten Gemeinschaftsarbeit produzierten Stoffen gehören:

1. **Honig**
2. **Pollen**
3. **Propolis**
4. **Bienenbrot**
5. **Wachs**
6. **Bienengift.**

Die zur Familie der Hymenoptheren (Hautflügler) gehörende Honigbiene ist ein staatenbildendes Insekt, dessen Individuen nicht unabhängig voneinander leben können. Ein Bienenvolk besteht aus der Königin, die auch „Weisel" genannt wird, den Arbeiterinnen und den männlichen Drohnen. Jede einzelne Biene erfüllt im Bienenstaat je nach Wesen und Alter ihre ganz bestimmten Aufgaben. Dabei leistet die Biene mit ihrer wichtigen Bestäubungsarbeit nicht nur einen unersetzlichen Wert für das Überleben von Wild- und Kulturpflanzen, sie liefert uns darüber hinaus wertvolle Substanzen für unsere Gesundheit.

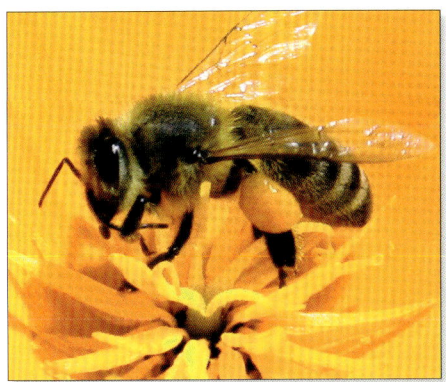

Honigbiene bei der Arbeit

Die Produkte der Honigbiene werden schon seit tausenden von Jahren vom Menschen genutzt. Sehr früh erkannten die Menschen auch die gesundheitsfördernden oder sogar heilenden Eigenschaften der Bienenprodukte. Daraus entwickelte sich eine ganz spezielle Heilkunde, die sogenannte Apitherapie. Der Name stammt von dem Begriff „Apis mellifera" (= „Honigsammlerin"). Die Apitherapie gilt als eine der ältesten Heilmethoden mit jahrtausendealter Tradition und Erfahrung. Im Gegensatz zu vielen neuzeitlich chemisch hergestellten Medikamenten, die oft unerwünschte Nebenwirkungen haben, ist die Bienenmedizin sanft, aber dennoch hochwirksam und im Allgemeinen gut verträglich (wenn man von Allergien gegen Bienenprodukte absieht). Zudem können die Grundstoffe der Apitherapie kostengünstig und rezeptfrei erworben werden.

Bevor wir uns dem eigentlichen Thema dieses Buches, dem Gelée Royale, zuwenden, lohnt ein Blick auf die anderen in der Apitherapie verwendeten Bienenprodukte, um die ganze Bandbreite des Potenzials der Bienenmedizin zu erfassen.

Honig

Das bekannteste Bienenprodukt ist selbstverständlich der Honig. 12.000 Jahre alte Felsmalereien belegen, dass Honig bereits in der Steinzeit als Nahrungsmittel geschätzt wurde. Heute genießen wir davon zahlreiche Sorten, sei es auf dem Frühstücksbrötchen oder als Süßungsmittel für Tee oder Speisen. Pro Jahr werden weltweit rund eine Million Tonnen Honig produziert. Die bekanntesten mitteleuropäischen Sorten sind der Honig aus den Blüten von Löwenzahn, Obstbäumen, Raps, Akazie, Kastanie, Linde, Klee, Sonnenblume und Heide. Aber auch neue, exotische Sorten wie der Manuka-Honig aus Neuseeland sind auf dem Vormarsch. Dabei ist anzumerken, dass es kaum 100%ig reine Sortenhonige gibt. Um den Namen der Blütenpflanze tragen zu dürfen, muss der Honig aber überwiegend aus dem Nektar oder Honigtau der entsprechenden Pflanze stammen.

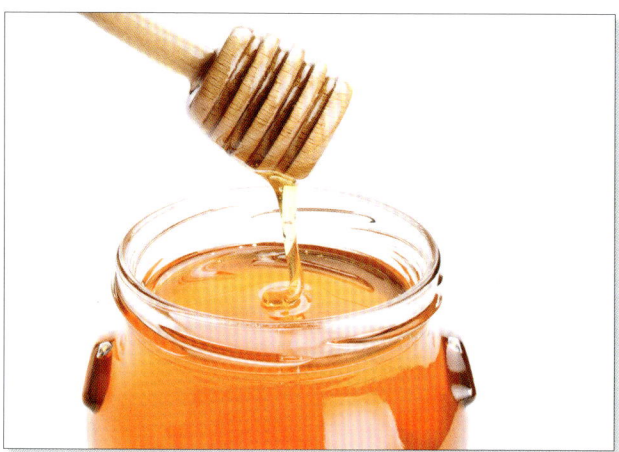

Honig ist das bekannteste Bienenprodukt

Honig ist der mit den Enzymen aus den Kopfdrüsen der Honigbiene angereicherte Nektar der Blüten, der nach der Reifung in der Wärme des Bienenstocks den Blütenhonig ergibt. Die

Honig-Biene ist nicht von ungefähr der Inbegriff von Fleiß: Um ein Kilo Klee-Honig zu produzieren, müssen die Bienen rund sechs Millionen Einzelkleeblüten anfliegen. Honig ist eines der ganz wenigen Lebensmittel, die naturbelassen sind, dem also keine Stoffe zugesetzt oder entzogen werden. Er enthält neben Wasser (18-21%), organischen Säuren, Mineralien und Enzymen (5-7%) vor allem Kohlenhydrate (70-75%), darunter mehrere Zuckerarten, vor allem Glucose, Fructose und Saccharose in unterschiedlicher Zusammensetzung. Weil Glucose sofort in Energie umgewandelt wird, gilt Honig als wahrer Energiespender. Der glykämische Index, der zeigt, wie schnell und hoch der Blutzuckerspiegel nach dem Verzehr von Kohlenhydraten ansteigt, ist bei Honig deutlich niedriger als beim raffinierten, weißen Zucker. Hinzu kommt, dass Honig eigene Verdauungsenzyme schon mitbringt (nämlich Invertase, Diastase und Katalase). Deshalb kann er sehr gut vom Körper verstoffwechselt werden, ohne dabei die Verdauungsorgane zu belasten.

Tabelle 1:
Inhaltsstoffe des Honigs

Alle Angaben in g/100 g

	Blütenhonig		Waldhonig	
	Durchschnitt	Min.-Max.	Durchschnitt	Min.-Max.
Wasser	17.2	15-20	16.3	15-20
Fructose	38.2	30-45	31.8	28-40
Glucose	31.3	24-40	26.1	19-32
Saccharose	0.7	0.1-4.8	0.5	0-1-4.7
Total Zucker	79.7		80.5	
Aminosäuren, Proteine	0.3	0.2-0.4	0.6	0.4-0.7
Mineralstoffe	0.2	0.1-0.5	0-9	0.6-2
Säuren	0.5	0.2-0.8	1.1	0.8-1.5
pH	3.9	3.5-4.5	5.2	4.5-6.5

Hier werden die Stoffgruppen von Blütenhonig und Waldhonig aufgelistet.

Hauptinhaltsstoffe sind verschiedene Zucker.   *Bogdanow 2006*

Die Heilkräfte des Honigs sind schon seit dem Altertum bekannt. So finden sich Quellen der Sumerer, Babylonier, Ägypter, Phönizier und Hebräer, in denen der Honig angepriesen wird. Auch in Asien, bei den Chinesen, Japanern und Indern wird Honig schon seit dem Altertum für religiöse Riten verwendet. Erstmals konkret für therapeutische Zwecke wird Honig von dem griechischen Arzt Hippokrates (460 bis 370 v. Chr.) verordnet, und zwar bei Fieber, zur Entwässerung und Entgiftung, zur Wundbehandlung sowie als Diät und Kosmetikmittel (Stangaciu 2004). Als Hausmittel wird Honig auch heute noch geschätzt, zum Beispiel bei Fieber, Erkältungskrankheiten, Schlafstörungen und Zahnfleischentzündungen. Grund sind die wertvollen Mineralstoffe und Vitamine, die im Honig enthalten sind, vor allem aber bestimmte therapeutische Wirkstoffe wie der Neurotransmitter Acetylcholin, das die Herztätigkeit und das Nervensystem unterstützt, und bestimmte antibakteriell wirkende Stoffe, die Inhibine.

Vor diesem Hintergrund wenden Apitherapeuten Honig nicht nur bei äußerlicher Wundbehandlung und Verbrennungen an, auch bei Magen- und Darmbeschwerden, Magengeschwüren sowie Haut-, Herz- und Nierenerkrankungen wird Honig als natürliche Arznei eingesetzt.

Propolis

Propolis ist ein gummiartiges, klebriges Material, das auch Kittharz oder Bienenkleber genannt wird. Von den Honigbienen wird Propolis als Baustoff für Ausbesserungs- und Isolierarbeiten verwendet. Zudem dient es der Desinfektion des Bienenstocks. Denn Propolis gilt wegen seiner antibakteriellen, antiviralen und fungiziden Wirkung als natürliches Antibiotikum. Wenn man bedenkt, dass im Sommer zwischen 40.000 und 60.000 Bienen auf engstem Raum in einem Bienenstock zusammenleben, ist es für das Bienenvolk überlebenswichtig, dass ein Höchstmaß an Sauberkeit eingehalten wird. So werden die Wände mit Propolis überzogen, um das Bienenvolk vor Infektionen, Zugluft, Feuchtigkeit und Mikroben zu schützen. Die Waben werden vor jeder Eiablage mit einer sehr feinen Propolisschicht desinfiziert. Auch bei Eindringlingen, die todgestochen werden und zu groß sind, um heraustransportiert zu werden (z.B. Mäuse), kommt Propolis zum Einsatz. Die Eindringlinge werden mit Propolis mumifiziert, damit ihre Verwesungsgifte das Bienenvolk nicht gefährden. Der Begriff Propolis kommt übrigens aus dem Griechischen („pro" = vor; „Polis" = Stadt) und bedeutet so viel wie „Vorstadtverteidigung": Am Eingang des Bienenstocks befindet sich nämlich eine Art Fußabstreifer aus Propolis, an dem heimkehrende Bienen ihre Füße desinfizieren.

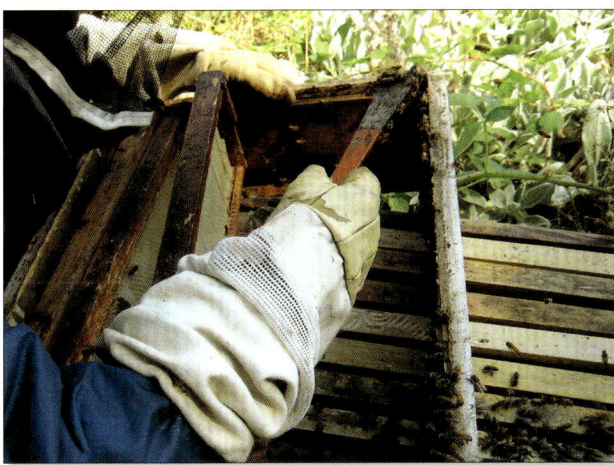

Ein Imker kratzt Propolis aus

Man kann Propolis somit als die „medikamentöse" Allzweckwaffe der Bienen bezeichnen. Wegen seiner antibiotischen Eigenschaften nutzt auch der Mensch Propolis schon seit dem Altertum in der Heilkunde: Bereits im alten Ägypten wurde Propolis zur Wunddesinfektion und zur Mumifizierung der Toten genutzt. Auch bei den Inkas kannte man die antibiotische Wirkung des Propolis. Wegen der keimhemmenden Wirkung wurde es von den alten Griechen über Napoleon bis hin zum 2. Weltkrieg bei Kriegsverletzungen als Wundheilmittel verwendet.

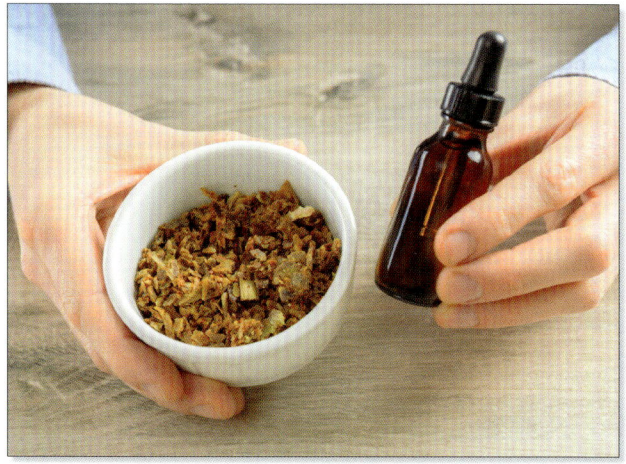

Propolis natürlich und als Heilmittel aufbereitet

Was enthält Propolis, dass es diese heilende Wirkung entfalten kann? Den Rohstoff für Propolis bildet Harz, der von bestimmten Arbeitsbienen von Knospen, Blättern und Baumrinden – vor allem von Pappeln, Weiden, Tannen und Lärchen – eingesammelt wird. Im Bienenstock wird dieses Harz dann mit Wachs und Pollen vermischt und mit einem Speichelsekret geschmeidig gemacht. In Propolis finden sich verschiedene Säuren, wie z.B. die aus dem Aspirin bekannte Acetylsalicylsäure und eine hohe Konzentration an Flavonoiden. Hinzu kommen über 270 weitere Inhaltsstoffe wie Mineralien, Vitamine und Spurenelemente, die Propolis zu einem reichhaltigen Cocktail aus wertvollen Natursubstanzen werden lassen. Da Propolis Wirkungen gegen Bakterien und Viren entfaltet, sind die Anwendungen in der Apitherapie mittlerweile entsprechend breit. Neben der Wundheilung wird Propolis auch bei Erkältungskrankheiten und Allergien eingesetzt, weil es die Phagozyten (Fresszellen des Immunsystems) unterstützt und einer übermäßigen Histaminausschüttung entgegenwirkt. Zudem hemmt Propolis die Schmerz erzeugenden Prostaglandine, bekämpft freie Radikale und bindet giftige Schwermetalle. Auch ein gewisser Schutz der Haut und der Schleimhäute sowie des Zahnfleisches wird Propolis nachgesagt. Wegen dieser Wirkungen wird Propolis in Deutschland teilweise sogar als Arzneimittel eingestuft.

Bienenwachs

Zur Herstellung von Wachs besitzen die Bienen spezielle Drüsen. Die aus diesen Wachsdrüsen austretenden Wachsschüppchen nimmt die Biene mit ihren Beinen auf und knetet sie mit ihren Beißwerkzeugen zu Klümpchen, die sie für den Bau der Waben verwendet. Für eine Wabe muss die Biene rund 100 dieser Klümpchen formen. Neben der eigentlichen Wachssubstanz enthält das Bienenwachs noch Proteine, Vitamine und Mineralstoffe sowie etwas Propolis zur Desinfektion und Farbstoffe wie Betacarotin.

Bienenwachs

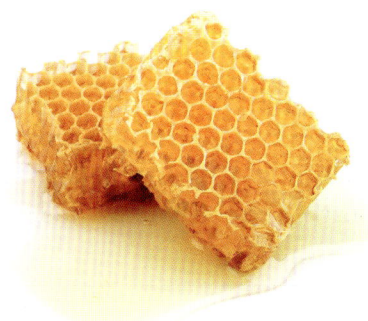

Das Bienenwachs ist allerdings mehr als ein bloßer Baustoff, mit dem die Bienen ihre Waben bauen. Es wird vom Menschen seit mindestens 5000 Jahren auf unterschiedlichste Weise verwendet, sei es für Kerzen, als Pflegemittel für Leder und Holz, als Rostschutz oder als Bestandteil von kosmetischen Präparaten für Haut-, Haar- und Lippenpflege. Aber auch in der Heilkunde spielt Bienenwachs eine nicht unerhebliche Rolle. Äußerlich wird es vor allem für Wickel und Auflagen verwendet, um Beschwerden bei Rheuma und Arthrosen zu lindern und Hauterkrankungen wie Infektionen, Akne oder Hühneraugen zu behandeln. Innerlich nutzen Apitherapeuten Wachs oft in Verbindung mit anderen Bienenprodukten zur Behandlung von Problemen der Mundschleimhäute, bei Parodontose, Halsschmerzen, Allergien, Entzündungen der oberen Atmungsorgane und bei Magen-Darm-Problemen.

Tabelle 6:
Inhaltsstoffe von Wachs

Stoffgruppen	Gehalt (in %)	Hauptsubstanzen
Monoester	35	10
Diester	14	6
Triester	3	5
Hydroxy monoester	4	6
Hydroxy polyester	8	5
Säureester	1	7
Säurepolyester	2	5
Kohlenwasserstoffe	14	10
Freie Säuren	12	8
Alkohole	1	5
andere	6	7

Hier werden die wichtigsten Stoffgruppen des Bienenwachses angegeben. In jeder Stoffgruppe werden die Anzahl der wichtigsten Hauptsubstanzen aufgezählt.

Bogdanow, S. et al. 2006

Bienengift (Apisinum)

Um sich gegen ihre Feinde zu wehren, bilden Bienen ein Gift, das sie in einer Giftblase speichern. Dafür müssen sie allerdings ausreichend mit Blütenpollen ernährt sein. Die Biene kann einen Menschen in der Regel nur einmal stechen, da nach dem Stich ihr Stachel mit der Giftblase in der Haut zurückbleibt und die Biene dadurch meist tödlich verletzt wird. Zunächst erscheint die Idee von der Nutzung von Bienengift als Therapeutikum ungewöhnlich, ist Bienengift doch von den meisten Menschen gefürchtet. Das Bienengift ruft eine lokale Entzündung hervor und ist nicht nur sehr schmerzhaft, sondern für Allergiker auch gefährlich. Aber man hat schon im alten Ägypten um die heilende Wirkung des Bienengifts gewusst und es bei rheumatischen Erkrankungen eingesetzt.

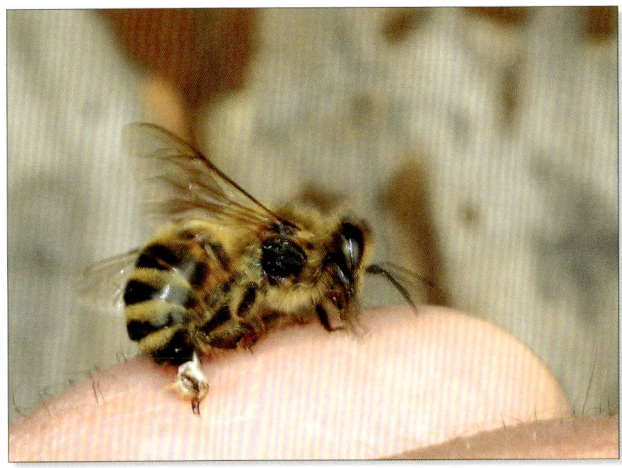

Auch Bienengift findet in der Apitherapie Verwendung

Auch heute noch wird Bienengift hauptsächlich für diese Erkrankungen eingesetzt, weil Bienengift unter anderem die Durchblutung anregt. Hauptwirkstoffe des Bienengiftes sind

Polypeptide (v.a. Mellitin), Histamin und Enzyme, welche die Verteilung von Flüssigkeiten im Körper regeln. Dadurch wirkt Bienengift bakterizid, fungizid und viruzid und regt die körpereigene Cortisonbildung sowie die Bildung weiterer Hormone wie ACTH und Adrenalin an. Bei Neuralgien soll Bienengift schmerzlindernd wirken.

Tabelle 5:
Inhaltsstoffe von Bienengift

Substanz	Gehalt
Proteine	
Phospholipase A	10-12 %
Hyaluronidase	1-3 %
Phosphatase, Glucosidase	1-2 %
Peptide	
Melittin	50-55 %
Secapin, MCD-Peptide	1.5-4 %
Tertiapamin, Apamin, Procamin	2-5 %
Andere kleine Peptide	13-15 %
Biogene Amine	
Histamin	0.5-2 %
Dopamin	0.2-1 %
Noradrenalin	0.1-0.5 %
Zucker	
Glucose, Gructose	2 %
Phospholipide	5 %
Pheromone	4-8 %
Mineralstoffe	3-4 %

Hier werden die Stoffgruppen von Bienengift aufgelistet.
Die Hauptbestandteile von Bienengift sind Proteine und Peptide.
Bogdanow, S. et al. 2006

Während früher der natürliche Bienenstich eingesetzt wurde, um die Patienten zu behandeln, so wird das Bienengift heute als Injektionslösung aufbereitet. In asiatischen Ländern, in denen viel mit Akupunktur gearbeitet wird, setzt man auch die Behandlungsmethode der „Apipunktur" ein, bei welcher der Stachelapparat der Biene als Akupunkturnadel benutzt wird. Wichtig ist, dass vor jeder Behandlung mit Bienengift sorgfältig ausgeschlossen wird, dass eine Allergie bzw. Überempfindlichkeit vorliegt.

Blütenpollen

Blütenpollen oder Blütenstaub sind pflanzliche Partikel, welche die männlichen Keimzellen zu den empfangenen weiblichen Blütenbestandteilen tragen, um diese mithilfe von Wind oder Insekten zu befruchten. Das einzelne Pollenkorn ist so winzig, dass man es nur unter einem Elektronenmikroskop sehen kann. Auf ein Gramm gehen zwischen 14.000 und 300.000 Pollen, je nach Blütenpflanze, denn jede hat ihre ganz spezifische Pollenform, -farbe und -größe, so dass sie eindeutig identifiziert werden kann.

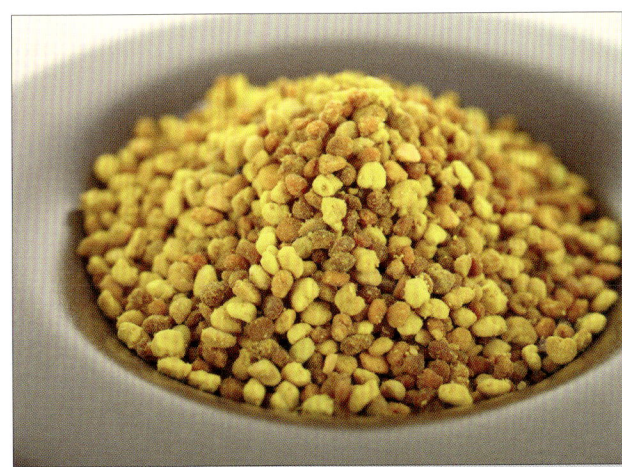

Die Verarbeitung von Pollen ist umständlich

Bienen spielen bei dem Transport der Pollen und damit der

Befruchtung der Blüten eine herausragende Rolle. Die Bienen benötigen den eiweißreichen Pollen zur Aufzucht ihrer Brut. Wenn die Biene eine Blüte besucht, verfängt sich der feine Blütenstaub in ihrem Haarkleid und wird dann von ihr mit Hilfe ihrer Beine zusammengestrichen, zu kleinen Pollenkörner geformt und an den Hinterbeinen in den so genannten »Höschen« befestigt.

Neben vielen Substanzen, die noch nicht erforscht sind, enthält Pollen viele Kohlenhydrate, Eiweiße, Fette, Mineralstoffe, Enzyme, Co-Enzyme, Phytohormone und ätherische Öle. Da Pollen sehr reich an Stoffen ist, an denen es unserer „Zivilisationsnahrung" oft mangelt, ist es eine wertvolle, natürliche Nahrungsergänzung, die auch zur Vorbeugung und Behandlung vieler Erkrankungen sinnvoll ist. Eine Pollendiät hat sich vor allem bei Funktionsstörungen der Leber bewährt. Zudem sind positive Ergebnisse bei Müdigkeit, Konzentrationsschwäche und depressiver Verstimmung bekannt. Ein Indiz für die gesundheitsfördernden Eigenschaften von Pollen lieferten russische Wissenschaftler. Sie berichten von armen Imkern, die sich hauptsächlich aus Wabenstücken mit Pollen und Honig ernähren und von denen viele ein sehr hohes Alter erreichen.

In der allgemeinen Naturheilkunde konnte sich frischer Pollen noch nicht so durchsetzen, weil die Verarbeitung etwas umständlich ist. Pollen ist ein leicht verderbliches Produkt und muss noch am selben Tag konserviert werden. Dazu wird der Pollen in der Regel getrocknet oder tiefgekühlt oder in Honig eingerührt. Einen solchen „Pollenhonig" kann man direkt beim Imker kaufen. Aber auch frischer Pollen kann direkt vom Imker erworben werden.

Apilarnil (Drohnenbrut)

Apilarnil wurde vor 30 Jahren durch den Rumänen Nicolae Iliescu entdeckt. Es handelt sich um ein Extrakt des gesamten Inhalts einer sieben Tage alten Drohnenzelle. Mit anderen Worten: Für dieses Bienenprodukt werden sowohl die sechs bis sieben Tage alten Drohnenlarven als auch die in den Zellen befindlichen Nährstoffe wie Honig, Bienenbrot und Propolisspuren verwendet. Dazu werden die Drohnenzellen ausgesaugt oder ausgepresst und dann zerkleinert, homogenisiert und gefiltert. Das klingt zunächst erstmal erstaunlich, aber im asiatischen und afrikanischen Kulturkreis ist es keineswegs unüblich, Drohnenlarven zu essen oder zu nutzen. Dass die sehr weichen Larven dabei getötet werden, mag sich zunächst grausam anhören. Man muss aber wissen, dass die Drohnenwaben in der heutigen Imkerpraxis ohnehin samt Inhalt ausgeschnitten und als Abfall entsorgt werden.

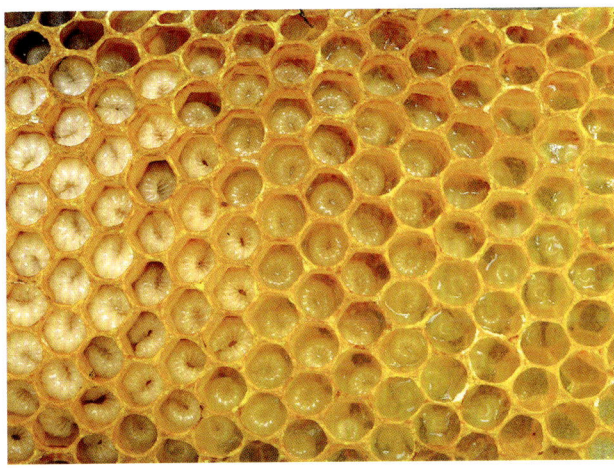

Aus den Drohnenzellen wird Apilarnil hergestellt

Die Inhaltstoffe von Apilarnil können sich sehen lassen: Allein die Larven haben schon einen Gehalt an 23 Prozent hochwertigem Eiweiß. Wie Gelée Royale enthält auch Apilarnil darüber hinaus neben Wasser Kohlenhydrate, Lipide (Fette), 19 verschiedene Aminosäuren, Betacarotin, Cholin, die Vitamine A, E, B1, B2, B6, sowie Spurenelemente und Mineralstoffe wie Natrium, Kalium, Calcium, Phosphor und Magnesium.

Da Drohnen ganz am Anfang mit Gelee Royal gefüttert werden, sind sie wie die Königinnenlarve von einer Hülle aus bioaktiven Substanzen umgeben. Hinzu kommt der Anteil an männlichen Hormonen. Wenn dann die sieben Tage alten Drohnen mit ihrem Futtersaft entnommen werden, erhält man eine sehr hochwertige Substanz – quasi das männliche Gegenstück zu Gelée Royale.

Wegen der Fülle an Nährstoffen, Vitaminen und Sexualhormonen wird Apilarnil in der Apitherapie als Energiespender und Kraftnahrung eingesetzt. Weil es leicht verdaulich ist, eignet es sich auch gerade für kranke und geschwächte Menschen. Es wird – oft in Kombination mit anderen Bienenprodukten – eingesetzt bei Erschöpfungszuständen, Stoffwechselkrankheiten wie Diabetes oder Gicht, Immunschwächen, Depressionen, Potenzstörungen und Wechseljahresbeschwerden.

Perga (Bienenbrot)

Als Bienenbrot oder Perga wird Blütenpollen genannt, der von den Bienen bei der Einlagerung in die Wabenzellen mit ihrem Speichel vermischt und dadurch fermentiert wurde. Die Fermentierung macht den Pollen haltbar. Das ist deshalb wichtig, weil frischer Pollen nicht lange haltbar ist und schnell zu schimmeln oder zu gären anfängt. Zudem ist Pollen sehr schwer aufzuschließen. Durch die Fermentierung können die wertvollen Inhaltsstoffe wirkbar gemacht werden. Außerdem wird der Pollen in der Wabenzelle mit einer Propolisschicht verschlossen.

Tabelle 4:
Inhaltsstoffe von Bienenbrot

Stoffgruppen	Gehalt (Minim./Max.)
Wasser	20-30 g / 100 g
Proteine und freie Aminosäuren	10-40 g / 100 g
Fette	1-10 g / 100 g
Nahrungsfasern	0.3-20 g / 100 g
Zucker total	13-55 g / 100 g
Kalium	400-2000 g / 100 g
Vitamine (v.a. beta Carotin)	5-20 g / 100 g
Folsäure	0.3-1 mg / 100 g
Flavonoide	40-2500 mg / 100 g

Hier werden die wichtigsten Stoffgruppen von Bienenbrot aufgelistet.
Bogdanow, S. et al. 2006

Der Name Bienenbrot kommt daher, dass Perga von den Arbeitsbienen zur Fütterung der Bienen und der Brut verwendet wird. Die gesundheitsfördernde Wirkung von Bienenbrot soll in einigen Bereichen die von herkömmlichem Blütenpollen noch übertreffen. Das Problem ist allerdings, dass es bisher kaum möglich war, Bienenbrot in brauchbarer Menge mit einigermaßen vertretbarem Aufwand zu gewinnen.

Gelée Royale

Von allen Bienenprodukten ist Gelée Royale nicht nur das kostbarste, es ist auch das faszinierendste. Diese – auch Weiselfuttersaft genannte Substanz – macht nämlich aus einer Bienenlarve eine Königin. Während Arbeiterinnen und Drohnen Gelée Royale nur in den ersten Tagen ihres Larvenstadiums erhalten, wird die Königin ihr ganzes Leben lang mit diesem edlen Elixier versorgt. Der Unterschied zwischen Arbeiterin und Königin ist gewaltig: Königinnen leben mit einer Dauer von ein bis zwei Jahren fast zehn Mal länger als Arbeiterinnen. Sie haben einen deutlich größeren Körper, wachsen viel schneller und schaffen es, an einem Tag rund 2.000-3.000 Eier zu legen.

Da es keinen genetischen Unterschied zu einer Arbeiterin gibt, vollzieht sich die Entwicklung zur Königin ausschließlich aufgrund der Aufnahme des Futtersekrets Gelée Royale. Das heißt: Die Bienenlarve wird nur durch ihre Ernährung verändert – eine fantastische Erkenntnis, denn sie zeigt, welche Bedeutung die Ernährung für die Entwicklung eines Lebewesens entfalten kann (s. hierzu auch den Abschnitt zur Epigenetik weiter unten). Mittlerweile weiß man auch, welcher Stoff verantwortlich ist für die Wandlung zur Königin: das Royalactin. Japanischen Forschern gelang es, dieses spezielle Protein aus dem Gelée Royal zu isolieren und damit bei der Taufliege Drosophila melanogaster königinnen-ähnliche Exemplare zu erzeugen. Wie bei der Bienenkönigin änderten sich Gewicht und Größe des Körpers signifikant, auch die Fruchtbarkeit dieser „Drosophila-Königin" nahm zu (Kamakura 2011).

Viele stellen sich Gelée Royale als edle Variante des Honigs vor. Dies ist aber mitnichten so. Es erinnert eher an einen Naturjoghurt, sowohl in Bezug auf die Farbe als auch was die Konsistenz betrifft. Zudem schmeckt Gelée Royale nicht etwa süß, sondern eher säuerlich und riecht stechend. Letzteres basiert auf dem Gehalt an sekundären Pflanzenstoffen wie Phenolen. Hergestellt wird Gelée Royale ausschließlich von sehr jungen Arbeiterinnen, die dazu den Pollen mit Sekreten aus der Futtersaftdrüse (Eiweißen, Fetten, Vitaminen und Mineralstoffen) und der Oberkieferdrüse vermischen. Ältere Bienen verlieren die Fähigkeit, Gelée Royale zu produzieren.

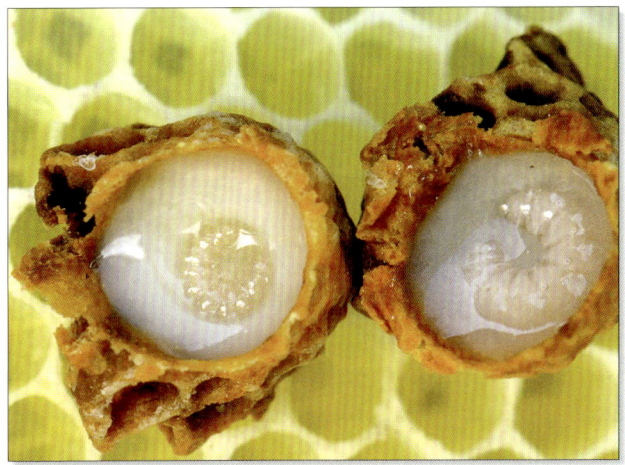

Weiselzellen

Der Großteil des hierzulande angebotenen Gelée Royale kommt aus Osteuropa oder China und ist ziemlich teuer. Das liegt vor allem daran, dass seine Gewinnung recht mühsam ist. Gelée Royale wird in spezialisierten Imkereien gewonnen. Dazu werden dem Bienenvolk vorgefertigte Königinnenzellen in den Bienenstock eingesetzt. Nach drei Tagen werden die Königinnenlarven entfernt, um das Gelée Royale isolieren zu können. Der typische deutsche „Freizeit-Imker" erntet in der Regel kein Gelée Royale, meist fehlen ihm dazu auch die technischen Geräte. Selbst ein geschickter Imker kann nur maximal 80 bis 250 Gramm Gelée Royale von einem Bienenvolk ernten – und zwar durch das Auslöffeln der winzigen Bienenwaben – Milligramm für Milligramm. Spezialisierte Imkereien erreichen einen Ertrag bis zu 500 Gramm. Zum Glück werden in der Naturheilkunde nur kleine Dosen benötigt, um eine gesundheitsfördernde Wirkung zu erzielen. So gelten als Richtwert für eine Tagesdosis mindestens 200 – optimal wären rund 600 bis 1000 Milligramm.

Inhaltsstoffe von Gelée Royale

Gelée Royale ist ein außerordentlich reichhaltiges Gemisch aus wertvollen Inhaltsstoffen, die im Wesentlichen denen der Blütenpollen entsprechen. Diese werden von der Biene enzymatisch aufgeschlossen, so dass sie in hohem Maße bioverfügbar sind. In Gelee Royal sind nahezu alle Stoffe enthalten, die unser Körper für die Bildung neuer gesunder Zellen benötigt. Es umfasst eine Kombination aus hochwertigem Eiweiß, Aminosäuren, Kohlenhydraten, Vitaminen, Pflanzenölen mit hoch gesättigten Fettsäuren, Mineralstoffen, Spurenelementen, Farbstoffen, sekundären Pflanzenstoffen, antibiotisch wirkenden Stoffe und pflanzlichen Hormonen (Phytohormone).

Die Inhaltsstoffe setzen sich so zusammen:

» *60 – 70 %*   *Wasser*
» *10 – 23 %*   *Zucker bzw. Kohlenhydrate*
» *9 – 18 %*   *Proteine und Aminosäuren*
» *4 – 8 %*   *Öle und Fette*

»   *1 % Mineralstoffe und Spurenelemente*
»   *2 % Vitamine, Nucleinsäuren und weitere Wirkstoffe*

Tabelle 3:
Inhaltsstoffe von Gelée Royale

Stoffgruppen	Gehalt (Minim./Max.)
Wasser	60-70 g / 100 g
Eiweiss und freie Aminosäuren	9-18 g / 100 g
Fette	4-8 g / 100 g
10 Hydroxy-2-Decensäure	1.4-6 g / 100 g
Zucker total	11-23 g / 100 g
Mineralstoffe total	0.8-3 g / 100 g
Kalium	02-1 g / 100 g
Magnesium	20-100 mg / 100 g
Kalzium	25-85 mg / 100 g
Eisen	1-11 mg / 100 g
Niacin	4.5-19 mg / 100 g
Pyridoxin	0.2-5.5 mg / 100 g
Thiamin	0.1-1.7 mg / 100 g
Pantothensäure	3.6-23 mg / 100 g

Hier werden die wichtigsten Stoffgruppen und Substanzen aus dem Gelée Royale aufgelistet.

Bogdanow 2006

Auch wenn ich weiter oben gesagt hatte, dass die Wirkung von Gelée Royale weniger geheimnisvoll denn wissenschaftlich nachvollziehbar ist, so muss man im Hinblick auf die Inhaltsstoffe doch konstatieren, dass neben den oben genannten Bestandteilen rund drei Prozent übrig bleiben, die den Forschern immer noch Rätsel aufgeben …

D ie große Mehrzahl der Inhaltsstoffe von Gelée Royale ist jedoch bekannt und deren gesundheitliche Bedeutung für den Menschen anerkannt:

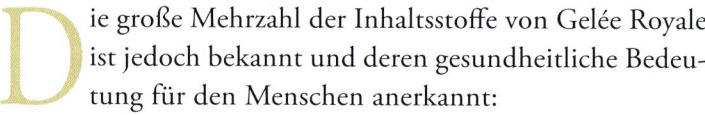

Mineralstoffe und Spurenelemente

Kalium

Wichtig für das Säure-Basen-Gleichgewicht, die Nervenreizleitung und bestimmte Enzymsysteme – Kaliummangel führt u.a. zu Müdigkeit und Schlappheit

Magnesium

Wichtig für den Aufbau von Knochen und Bindegewebe. Da ohne Magnesium viele Enzyme und auch die Muskeln nicht arbeiten, hat ein Mangel Auswirkungen auf viele Reaktionen im Stoffwechsel. Mögliche Folgen: Muskelschwäche, Wadenkrämpfe, Nervosität, Depressionen und Knochenprobleme

Natrium

Unentbehrlich für den Wasserhaushalt des Körpers, weil Natrium den Druck in den Körperzellen aufrechterhält. Da Natrium auch wichtig für die Funktion von Nerven und Muskeln ist, führt ein Mangel u.a. zu niedrigem Blutdruck, Krämpfen und Schwindel

Calcium

Unentbehrlich für den Knochen- und Zahnaufbau und beteiligt am Zusammenspiel zwischen Muskulatur und Nerven. Ein Mangel führt zur Störung der Blutgerinnung, zu Übererregbarkeit von Nerven und Muskeln und zu Knochenabbau

Eisen

Wird insbesondere für den Aufbau des Blutfarbstoffes Hämoglobin benötigt, der den Sauerstoff zu den Körperzellen transportiert. Eisenmangel führt zu Blutarmut mit Müdigkeit, Kopfschmerzen und Reizbarkeit

Chrom

Wichtig für den Kohlenhydratstoffwechsel

Phosphat

Sorgt für Festigkeit von Knochen und Zähnen, spielt eine Rolle bei der Energiegewinnung, beim Aufbau der Zellwände und als Puffersubstanz im Blut

Mangan

Enzymbestandteil, der für die Bildung von Bindegewebe wichtig ist

Vitamine

Vitamin A

Reguliert unter anderem Wachstum und Aufbau von Haut und Schleim-
häuten. Wichtig auch für die Sehkraft

Vitamin B_1

Spielt eine wichtige Rolle im Kohlenhydratstoffwechsel und bei der
Nervenfunktion

Vitamin B_2

Wichtig für das Wachstum, Haut und Schleimhäute, den Energiestoff-
wechsel, die Nerven und die Augen

Vitamin B_3

Beteiligt am Auf- und Abbau von Kohlenhydraten, Fettsäuren, Aminosäuren, auch wichtig für die Haut

Vitamin B_6

Bestandteil des Eiweißstoffwechsels, wichtig für das Nervensystem,
die Immunabwehr und die Herstellung des roten Blutfarbstoffs

Vitamin B_{12}

Wichtig vor allem für die Blutbildung

Folsäure

Nötig für die Zellvermehrung, die Blutbildung, den Eiweißstoffwechsel und die Abwehrkräfte. Besonders wichtig vor allem für Frauen mit Kinderwunsch, Schwangere und stillende Mütter

Biotin

Gilt auch als „Schönheitsvitamin": Wichtig für Haut, Haare und Nägel, aber auch für die Bildung von Blutzellen und die Funktion von Nerven und Knochenmark

Pantothensäure

Nötig für den Abbau von Fetten, Kohlenhydraten und verschiedenen Aminosäuren sowie für die Herstellung von Cholesterin

Vitamin C

Wichtig für das Bindegewebe, die Eisenresorption, die Wundheilung und das Immunsystem

Weitere Wirkstoffe
und bioaktive Substanzen

Aminosäuren

Bausteine des Eiweißes, 20 Arten von Aminosäuren sind von besonderer Bedeutung für den menschlichen Organismus und für zahlreiche Stoffwechselvorgänge im Körper unerlässlich. Besonders hervorzuheben ist das „Königinnenprotein" 57-kDa, umgangssprachlich auch Royalactin genannt

Acetylcholin

Botenstoff, der vor allem für die Übertragung von Erregungen zwischen Nerven und Muskeln verantwortlich ist

Cholinesterase

Enzym, das in der Leber gebildet wird und eine wichtige, regulierende Aufgabe beim Zusammenspiel zwischen Nerven und Muskeln übernimmt

Wachstumsfaktoren

Botenstoffe, die Informationen zwischen Zellen übertragen und bei der Entwicklung von mehrzelligen Organismen eine wichtige Rolle spielen und Reparaturaufgaben steuern

Phytohormone

Pflanzliche Hormone, die nach neuesten Studien auf den menschlichen Hormonstoffwechsel eine ähnlich regulierende Wirkung ausüben wie körpereigene Hormone

Flavonoide

Bestimmte Gruppe sekundärer Pflanzenstoffe mit antiallergischer antiphlogistischer, antiviraler, antimikrobieller, antioxidativer antiproliferativer und antikanzerogener Wirkung

Antibakterielle Faktoren

Werden von den Futtersaftdrüsen der Bienen produziert

Enzyme

natürliche Substanzen, die Stoffwechselvorgänge im Körper beschleunigen und steuern. Sie sind besonders für das Immunsystem von zentraler Bedeutung, weil sie das Gleichgewicht zwischen aktivierenden und hemmenden Immunreaktionen steuern

Spannend ist, dass die Zusammensetzung des Gelée Royale offenbar die Homöostase im Körper unterstützt, also das physiologische Streben nach Einhaltung des Gleichgewichts, das für die Lebenserhaltung unseres Organismus notwendig ist. Dazu tragen in unserem Körper verschiedene Regelkreise bei, am bekanntesten ist sicherlich der Blutdruck. Steigt er zu stark an, reguliert der Körper dies durch verschiedene Maßnahmen, um die Homöostase wieder herzustellen. Auch die Konzentration der Vitalstoffe in unserem Körper unterliegt der Homöostase, muss sich also in einem Gleichgewicht bzw. in einer für die Körperfunktionen erforderlichen und ausgeglichenen Menge befinden. Französische Wissenschaftler von der Universität Orléans haben herausgefunden, dass die endokrinen Drüsen der Bienen die Konzentration der Spurenelemente und Mineralstoffe im Gelée Royale homöostatisch an die Bedürfnisse der Bienenlarven anpassen. Das heißt, dass Gelée Royale als eine Form des Stillens bei der Insektenlarve die gleiche homöostatische Funktion erfüllt wie die Muttermilch beim Baby (Stocker 2005)!

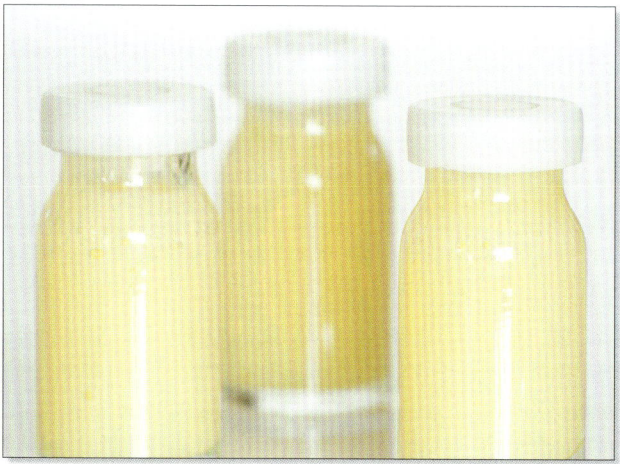

Pures Gelée Royale

Schlüssel für das Verständnis der positiven Wirkungen von Gelée Royale?

In den letzten Jahren hat sich ein Forschungsgebiet entwickelt, dessen Inhalte wir in seiner ganzen Dimension heute noch gar nicht überblicken können: die Epigenetik! Sie untersucht, wie äußerliche Einflüsse sich auf unsere Gene auswirken. Im Kern geht es darum, unser Erbgut im Dienst der Krankheitsbekämpfung und -vorbeugung gezielt zu steuern. Das klingt zunächst wie Science-Fiction. Das Fantastische ist jedoch, dass unser Körper dies bereits seit Urzeiten macht, nämlich mithilfe bestimmter Umweltreize. Wir müssen uns also von dem Gedanken verabschieden, dass unsere Gene vorbestimmt sind und uns bis zum Tod prägen. Es ist vielmehr so, dass Ernährung oder andere äußerliche Einflüsse wie beispielsweise Stress die Aktivität unserer Gene vorübergehend oder sogar dauerhaft im Kindes- und Erwachsenenalter verändern können – teilweise über Generationen hinweg! Wenn also die Mutter gehungert hat, ist es durchaus wahrscheinlich, dass ihr Kind untergewichtig ist.

Verantwortlich dafür, wie wir aussehen, welche Verhaltensmuster wir an den Tag legen, wie unser Charakter ist – und eben auch für welche Krankheiten wir prädisponiert sind, sind die Epigenome. Sie sind quasi „Schalter", die bestimmte Genaktivitäten „einschalten" und damit ein bestimmtes Merkmal freilegen. So hat der Mensch zum Beispiel auch die Gene zur Ausbildung eines Schwanzes. Dieser Schalter wird von den Epigenomen jedoch in den allermeisten Fällen nicht angeknipst. Heute weiß man, dass epigenetische Schalter die Fähigkeit haben, ungefähr ein Fünftel der rund 22.000 menschlichen Gene biochemisch zu verändern, zu beeinflussen oder zu (de-)aktivieren. So könnte man die Gene als Hardware und die Epigenome als Software bezeichnen.

Das Spannende ist nun, dass fehlregulierte Epigenome offenbar die Alterung beeinflussen und an der Entstehen und Ausprägung von Krankheiten mitwirken. So wurden typische epigenetische Entstehungsmuster mittlerweile bei vielen körperlichen und seelischen Erkrankungen, z.B. Karzinomen oder Depressionen, identifiziert. (Spork 2012). Die Existenz bestimmter Epigenome bei bösartigen Tumoren ist bereits bekannt (Park 2011).

Was hat das ganze nun mit Gelée Royale zu tun? Nun, wie bereits weiter oben geschildert, weiß man heute, dass Gelée Royale dafür verantwortlich ist, dass aus einer Larve die Königin ihres Bienenvolkes wird (Lyko 2010). Mit anderen Worten: Gelée Royale verändert die Aktivität vieler Gene so, dass die Larve, die Gelée Royale bekommt, zur Königin wird, während die Larven, die nur Pollen und Honig bekommen, zu Arbeiterinnen werden. Entscheidend ist, dass Bienenlarven, Arbeiterinnen und Königinnen genetisch identische Organismen sind. Nur die Fütterung mit Gelée Royale führt zur Entwicklung von Königinnen.

Das bedeutet, dass bei den Bienen die Ernährung das Epigenom prägt, welches wiederum über die Entwicklung des Individuums entscheidet. Das Gleiche gilt auch für den Menschen: Auch beim Menschen hat man festgestellt, dass Epigenome im Laufe des Lebens durch Klima, Nahrung, seelische Einflüsse usw. beeinflusst werden können (Bjornsson 2008). Das ist auch die Erklärung dafür, dass selbst eineiige Zwillinge sich mit zunehmendem Alter epigenetisch immer mehr unterscheiden – je nach Art ihres Lebensstils. Ein Umweltreiz, der zentrale Bedeutung für unser Erbgut hat, ist die Nahrung. Das heißt, wir tragen alle die gleiche Erbinformation, aber die Nahrung steuert, welcher Teil dieser Information verwendet wird. Das bedeutet in der Folge, dass mithilfe spezieller Nahrungsergänzungen die gezielte epigenetische Prävention von Krankheiten denkbar ist (Huang 2010). Möglicherweise könnte Gelée Royale seine positive Wirkung auf den Menschen nicht nur wegen seiner Zusammensetzung, sondern auch aufgrund epigenetischer Vorgänge entfalten. Diese Zusammenhänge näher zu ergründen, wird für Biochemiker und Genetiker in den nächsten Jahren ein spannendes Forschungsgebiet sein.

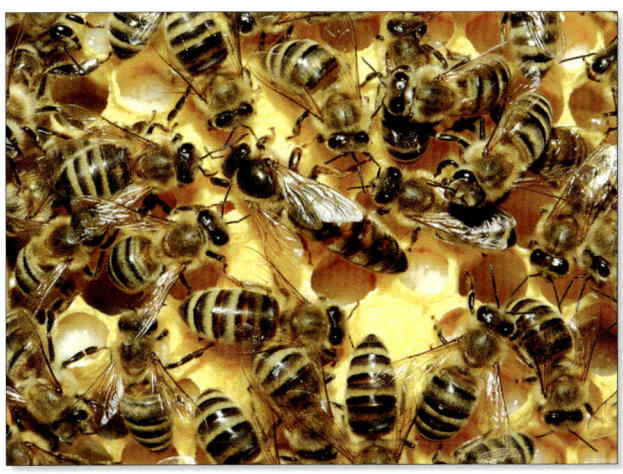

Bienenkönigin inmitten von Arbeiterinnen

Gesundheitsfördernde Wirkung des Gelée Royale

Während Honig als klassisches Bienenprodukt und auch Propolis bereits seit der Antike in der Naturheilkunde mit Erfolg eingesetzt wird, wurde Gelée Royale erst im Jahre 1763 vom holländischen Zoologen Jan Swammerdam entdeckt und beschrieben. Seitdem gilt es als das faszinierendste der Bienenprodukte, weil es darüber entscheidet, ob aus einer Larve eine Arbeiterin oder eine Königin wird. Gelée Royale bewirkt, dass die Bienenköniginnen-Larve ihr Körpergewicht in kürzester Zeit um das Zweitausendfache vermehren und später täglich bis zu 3.000 Eier legen kann, die ein Gesamtgewicht haben, das größer ist als ihr eigenes Körpergewicht (Weihofen 2006). Wenn Gelée Royale einer Biene ermöglicht, derartige Höchstleistungen zu vollbringen, liegt natürlich die Fragestellung nahe, ob sich diese Substanz auch auf den menschlichen Organismus positiv auswirkt.

Zahlreiche Forschungen haben sich bereits mit der gesundheitsfördernden Wirkung von Gelée Royale befasst (IPOA 2008) und es manchmal sogar als wahres Wundermittel gepriesen. Bekannt ist Gelée Royale vor allem als Aufbaupräparat zur allgemeinen Kräftigung und Leistungssteigerung sowie zur Stärkung des Immunsystems. Indikationen, bei denen eine Verabreichung von Gelée Royale zweckmäßig ist, sind daher vor allem Abwehr- und Antriebsschwäche, Erschöpfung, chronische Müdigkeit, Appetitlosigkeit, Stress, Konzentrationsfähigkeit, schlechtes Allgemeinbefinden und Niedergeschlagenheit. Einen guten Bericht aus der Praxis liefert das Buch „Heilwerte aus dem Bienenvolk", in dem Edmund Herold und Gerhard Leibold ihre Erfahrungen mit Gelee Royale in der Naturheilpraxis beschreiben. Durch die

Einnahme des Bienenprodukts wird demnach der gesamte Organismus, vor allem aber das Nervensystem gestärkt. Darüber hinaus gibt es aber auch Studien, Anwendungsbeobachtungen und Erfahrungsberichte, die Gelée Royale positive Wirkung bei vielen weiteren Krankheitsbildern attestieren. So fördert Gelee Royal die Bildung neuer gesunder Zellen, unterstützt das Immunsystem, regt den Stoffwechsel an, wirkt sich positiv auf den weiblichen Hormonhaushalt aus und stimuliert die innersekretorischen Drüsen.

Als Grund für die allgemein positive Wirkung des Gelée Royale auf den menschlichen Organismus wird meist die Kombination seiner Inhaltsstoffe angeführt, die im Grunde eine Essenz der vitalsten Pflanzenbestandteile – der Blütenpollen – darstellt. Da diese von den Ammenbienen optimal enzymatisch aufgeschlossen werden, können sie vom Körper leichter aufgenommen werden. Blütenpollen enthalten im wesentlichen hochwertiges Eiweiß, Aminosäuren, Kohlenhydrate, Vitamine, Pflanzenöle mit hoch ungesättigten Fettsäuren, Mineralstoffe, Spurenelemente, Pflanzenfarbstoffe, Phytohormone und antibiotisch wirkende Stoffe. Die gesundheitsfördernde Wirkung kann also nicht auf einen einzelnen, wesentlichen Inhaltsstoff zurückgeführt werden, sondern darauf, dass Gelée Royale eine große Fülle an wertvollsten Inhaltsstoffen in konzentrierter Form enthält, die zudem eine hohe Bioverfügbarkeit aufweisen (Bogdanov 1999).

Vor allem die besonderen im Gelée Royale enthaltenen Lipidverbindungen spielen bei dessen gesundheitsfördernden und schützenden Eigenschaften offenbar eine große Rolle. Dabei handelt es sich hauptsächlich um aliphatische Fettsäuren, von denen fast alle als freie Fettsäuren und kaum als Ester zusammengesetzt sind. Besonders hervorzuheben ist die 10-Hydroxy-2-Decensäure. In pharmakologischer Hinsicht spielen diese Lipide eine wichtige Rolle als präventive und unterstützende Substanzen als potenzielle Inhibitoren von Krebswachstum, Modulatoren des Immunsystems, alternative Therapien für die Wechseljahre, Protektoren der Hautalterung, Neurogenese-Induktoren und mehr (Li 2013).

Antientzündlich

Da die meisten chronischen Krankheiten mit Entzündungen assoziiert sind, könnte auch die antientzündliche Wirkung des Gelée Royale Grund für dessen positive Wirkung bei bestimmten Krankheitsbildern sein. Eine japanische Studie hat die anti- inflammatorische Wirkungen des Gelée Royale in Bezug auf die Zytokin-Ebene untersucht. Zytokine sind bestimmte Proteine, die eine wichtige Rolle in unserem Immunsystem spielen. Die Ergebnisse der Studie zeigen, dass Gelée Royale die proinflammatorische Zytokin-Produktion von aktivierten Makrophagen, also Fresszellen des Immunsystems, hemmt, was bedeutet, dass Gelée Royale offenbar eine entzündungshemmende Wirkung entfaltet (Kohno 2004).

Antibakteriell

Schon seit Jahrhunderten kommt Honig als Wundheilungsmittel zum Einsatz. Grund ist dessen antibakterielle Wirkung. Dies gilt auch für Gelée Royale, dessen antibakterielle Wirkung gerade in jüngeren Studien oft hervorgehoben wird. So hat die Forschungsgruppe um Allessandra Romanelli an der Universität Neapel die im Gelée Royale vorhandenen Peptide als antibakterielle Aktivatoren ausgemacht. Hier zeichnet sich vor allem das sogenannte Royalisin verantwortlich, ein antimikrobielles Peptid aus dem Gelée Royale. In Studien wurde gezeigt, dass Royalisin das Wachstum bestimmter Bakterienstämme (z.B. Bacillus subtilis, Micrococcus flavus, Staphylococcus aureus) hemmt (Shen 2010 u. 2012). Auch die 10-Hydroxy-2-Decensäure weist eine antimikrobielle Wirkung auf (Bogdanov 2006). Darin enthaltenen sind wiederum Flavonoide, wie Flavonole, Flavonone und Flavone, welche die antibakterielle Eigenschaft des Gelée Royale noch verstärken (Viuda-Martos 2008).

Antioxidativ

Die antioxidative Kapazität von Gelée Royale wurde ganz konkret in der Hefezelle untersucht. Die Hefezelle ist der menschlichen Zelle nämlich sehr ähnlich: Viele Stoffwechselprozesse laufen dort genauso ab, wie in der menschlichen Zelle. Deshalb wird sie in der medizinischen Forschung gern als Modellorganismus genutzt. In einer Studie der Universität Laibach wollte man die antioxidative Wirkung von Gelée Royale in der Zelle der Hefe Saccharomyces cerevisiae untersuchen. Diese Hefezellen wurden nun mit unterschiedlichen Konzentrationen von Gelée Royale angereichert. Dabei zeigte sich, dass Gelée Royale die Oxidation innerhalb der Zelle verringerte, weil Gelée Royale dort als Fänger von reaktiven Sauerstoffradikalen fungierte (Jamnik 2007). Sogar vor oxidativem Stress, der durch Strahlen hervorgerufen wird, entfaltet Gelée Royale aktuellen Studien zufolge eine schützende Wirkung (Azab 2001, Kulak 2013). Konkret gezeigt werden konnte der antioxidative Effekt von Gelée Royale in Ratten. Nach Fütterung mit Gelée Royale wiesen die Tiere eine signifikant erhöhte Konzentration von Superoxiddismutasen, Katalasen, und Glutathionperoxidasen auf. Diese Enzyme sind für die Reduktion von Freien Radikalen notwendig (Silici, S. *et al.* 2009).

Längeres Leben dank Gelée Royale?

Da einige Studien der Studien darauf hin deuten, dass Gelée Royale das Leben verlängern kann, stellt sich natürlich die faszinierende Frage, ob Gelée Royale sogar als Elixier für ein langes Leben bezeichnet werden kann. Bisher konnte diese Lebensverlängerung allerdings nur im Tierversuch gezeigt werden. So haben japanische Wissenschaftler Mäuse über 16 Wochen mit einer Nahrungsergänzung auf Gelée-Royale-Basis gefüttert. Im Vergleich zur Kontrollgruppe hatten die mit Gelée Royale gefütterten Mäuse eine um 25% längere Lebensdauer. Die Forscher führen dies darauf zurück, dass Gelée Royale den oxidativen Stress deutlich reduzieren konnte, der maßgeblich für Alterungsprozesse verantwortlich ist (Inoue 2003).

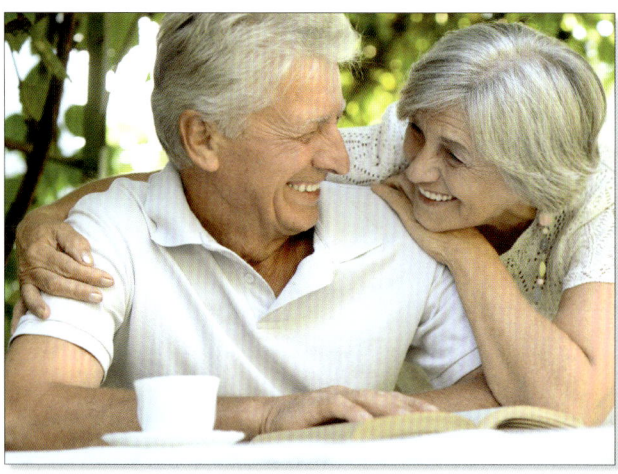

Verhilft Gelée Royale zu einem langen Leben?

Die antioxidativen, antibakteriellen und antientzündlichen Kapazitäten von Gelée Royale könnten zumindest teilweise die positiven und schützenden Wirkungen des Gelée Royale im Hinblick auf die folgenden Krankheitsbilder erklären.

Vorbeugen
und Lindern

Gelée Royale ist kein Medikament, sondern ein wertvolles natürliches Nahrungsergänzungsmittel. Daher kann man mit Gelée Royale auch keine Krankheiten heilen. Aufgrund seiner vielfältigen Inhaltsstoffe – von Kohlenhydraten, allen essentiellen Aminosäuren, bestimmten Peptiden über essentiellen Fettsäuren, Vitaminen und Spurenelementen bis hin zu pflanzlichen Hormonen und Enzymen in optimaler Zusammensetzung – ist Gelée Royale jedoch ein hervorragendes Präventions- und Stärkungsmittel für Stressgeplagte, Sportler und ältere Menschen. Auch in Krankheitsphasen kann Gelée Royale nicht selten die Symptome mildern, die Heilung beschleunigen und den Patienten nach einer Krankheitsphase wieder aufbauen.

Im Folgenden werden Krankheitsbilder vorgestellt, bei denen die Einnahme von Gelée Royale sich in vielen Anwendungsbeobachtungen und Studien als nutzbringend und positiv herausgestellt hat.

Allergien

Allergien haben sich mittlerweile zu der Volkskrankheit des 21. Jahrhunderts entwickelt. Ob Nahrungsmittel, bestimmte Pollenarten, Medikamente oder ein Insektenstich: Es gibt zahlreiche mögliche Auslöser für Allergien – über 20.000 davon sind heute bekannt. Allen gemeinsam ist, dass das Immunsystem auf bestimmte Substanzen – die Allergene – übermäßig stark reagiert. Dies äußert sich dann auf vielfältige Weise, von Haut-Reaktionen, triefender Nase, juckenden und brennenden Augen bis hin zu allergischem Asthma und Magen-Darm-Beschwerden. Die Reaktionen können sofort, einige Minuten später oder sogar Stunden bis Tage nach dem Kontakt mit dem Allergen auftreten. Besonders gefährlich ist eine extreme Überreaktion des Immunsystems, die zu einem anaphylaktischen Schock führt.

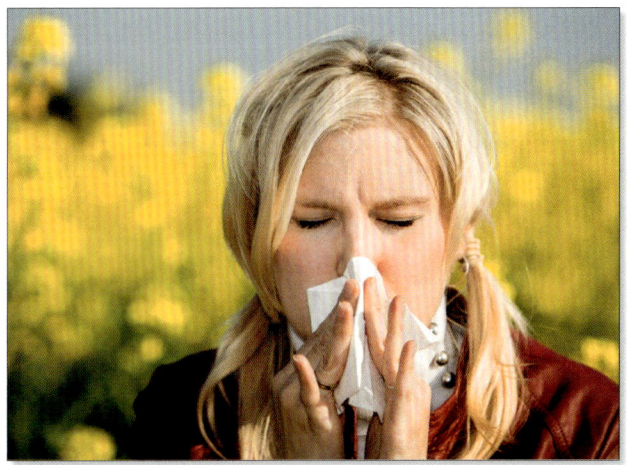

Gelée Royale kann sich lindernd bei Allergien auswirken

Bei Allergien handelt es sich somit um Autoimmunerkrankungen, die eigentlich in dem entsprechenden Abschnitt dieses Buches behandelt werden müssten. Wegen der großen Bedeutung der Allergien werden sie an dieser Stelle jedoch gesondert besprochen. Es liegen nämlich viele Studien (vor allem aus Japan) vor, die untersucht haben, ob und wie Gelée Royale sich lindernd auf allergische Reaktionen auswirken kann. Ein positives Ergebnis zeigte zum Beispiel eine japanische Studie, die herausgefunden hat, dass Gelée Royale in der Lage ist, bei Mäusen den Serumspiegel von Antigen-spezifischen Immunglobulinen (IgE) sowie die Histaminfreisetzung aus Mastzellen zu hemmen. Dadurch wurden unmittelbare Überempfindlichkeitsreaktionen der Haut unterdrückt. Die immunmodulatorische Wirkung zeigte sich auch darin, dass Gelée Royale die Tätigkeit der Makrophagen (Fresszellen) und bestimmte andere Immunvorgänge beeinflusste (Oka 2001). Eine weitere japanische Studie konnte nachweisen, dass Gelée Royale auch „faszinierende" Auswirkungen auf bestimmte für den Immunvorgang wichtige Botenstoffe (Interleukine) hat und somit potente immunregulatorischen Effekte in vitro und in vivo aufweist (Okamoto 2003).

Natürlich muss in diesem Zusammenhang darauf hingewiesen werden, dass auch Gelée Royale selbst wegen der enthaltenen Eiweiße – wie alle körperfremden Eiweiße – allergische Reaktionen auslösen kann. Eines dieser Eiweiße, das Allergien gegen Bienengift verursachen kann, kommt auch in Gelée Royale vor.

Alterung

Gerade bei älteren Menschen ist Gelée Royale als Aufbau- und Kräftigungsmittel sehr beliebt. Die positive Wirkung dieses Bienenproduktes auf Menschen im fortgeschrittenen Alter hat durchaus einen wissenschaftlichen Hintergrund. Viele Studien deuten nämlich darauf hin, dass Gelée Royale bestimmte durch Alterung bedingte Prozesse verzögern oder gar ausgleichen kann.

Die Herausforderung bei Altersstudien ist zunächst einmal, die entsprechenden Substanzen, die durch bestimmte Eigenschaften eine Langlebigkeit fördern, zu entdecken. Im zweiten Schritt müssen dann die zugrunde liegenden Mechanismen entschlüsselt werden. Da über Gelée Royale bereits viele vorteilhafte Eigenschaften bekannt waren und Gelée Royale, das mit Protease behandelt wurde, zusätzliche pharmakologische Aktivitäten entfaltet, wollten japanische Forscher vom Institut für Altersforschung mehr wissen und untersuchten die Frage, ob Gelée Royale und seine verwandten Substanzen in der Lage sind, die Lebensdauer zu verlängern.

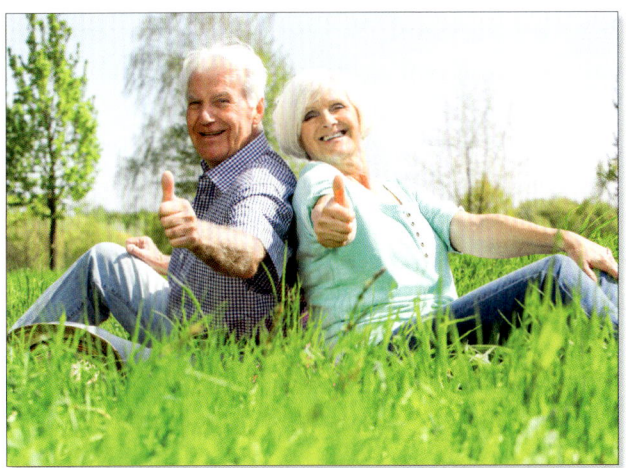

Viele ältere Menschen schätzen Gelée Royale als Kräftigungsmittel

Dazu wurden Fadenwürmer der Gattung Caenorhabditis elegans mit Gelée Royale gefüttert. Das Ergebnis: Die Gabe von Gelée Royale und seiner verwandten Substanzen hat die Lebensdauer der Würmer verlängert. Die Forscher schlossen daraus, dass Gelée Royale Faktoren enthält, welche die Langlebigkeit fördern. Grund ist die Einwirkung auf die Genexpression durch bestimmte Transkriptionsfaktoren (Honda 2011).

Eine anderer Effekt von Gelée Royale auf den Alterungsprozess, betrifft die Hypophyse. Das ist eine kirschgroße Drüse im Gehirn, die man auch als Hirnanhangsdrüse bezeichnet. Die Hypophysen-Hormone regulieren vielfältige Körperfunktionen. Dazu gehören der Schlaf, das Wachstum, die Funktion der Schilddrüse, die Körpertemperatur, der Zucker- und Fettstoffwechsel und vieles mehr. Im Alter nimmt die Leistungsfähigkeit dieser Hormondrüse ab. Eine japanische Tierversuchs-Studie hat gezeigt, dass Gelée Royale den altersbedingten Rückgang der Hypophysenfunktionen kompensiert, indem es bestimmte Faktoren hoch- und andere herunterreguliert (Narita 2009).

Alzheimer

Durch prominente Betroffene ist die Alzheimer-Erkrankung in der öffentlichen Diskussion sehr präsent. Wichtige Symptome von Alzheimer sind die Beeinträchtigungen des Lernens und des Gedächtnisses. Vor diesem Hintergrund haben iranische Forscher von der medizinischen Fakultät der Universität Isfahan ein Studiendesign entwickelt, bei dem die Wirkung von Gelée Royale auf räumliches Lernen und das Gedächtnis von Ratten mithilfe des Morris-Water-Maze-Tests untersucht wurde. Dabei handelt es sich um eine Versuchsapparatur für Verhaltensexperimente mit Nagetieren, bei dem Ratten anhand von visuellen Zeichen (Hinweisreizen) bestimmte Orte finden müssen. Die Testergebnisse zeigten, dass die mit Gelee Royale gefütterten Ratten sich wesentlich besser an diese Orte erinnern konnten, als die Ratten, die kein Gelée Royale erhalten hatten. Die Forscher sehen darin eine Untermauerung der These, dass Gelée Royale eine potenzielle neuroprotektive Rolle besitzt (Zamani 2012).

Antriebslosigkeit, Leistungsschwäche

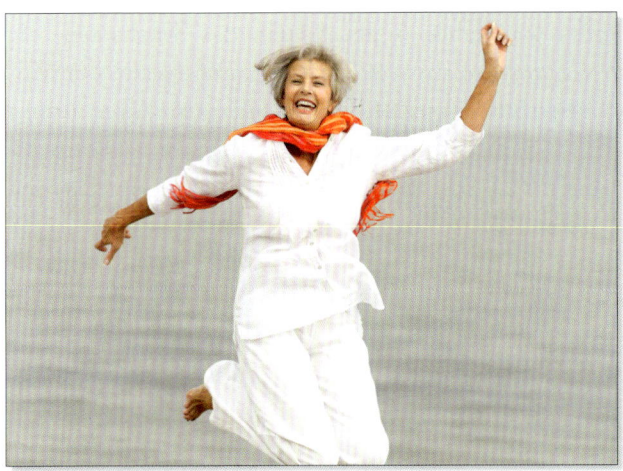

Vielen Menschen verleiht Gelée Royale mehr Energie

Jeder Mensch ist mal lustlos und antriebsarm. Jeder hat mal Zeiten, in denen er die Anforderungen, die an ihn gestellt werden, nicht erfüllen kann. In unserer reizüberflutenden Welt, in der man über sein Smartphone immer erreichbar ist und oft gleich mehrere Medien wie Fernsehen, Telefon und Internet gleichzeitig nutzt, ist es kein Wunder, wenn wir manchmal an die Grenzen unserer Leistungsfähigkeit stoßen. Besonders im Frühjahr ist dieses Phänomen besonders häufig, also ausgerechnet dann, wenn die Natur mit aller Kraft in den Frühling startet, machen viele Menschen schlapp: 54 Prozent der Männer und 60 Prozent der Frauen sind laut Umfragen von der Frühjahrsmüdigkeit betroffen. Ein Grund für dieses Phänomen ist, dass der Organismus von Winter auf Sommer umstellt. Der Körper erwacht quasi aus einem „Miniwinterschlaf". Weil die Tage länger werden und die Nächte kürzer, muss sich unser Körper erst wieder an einen neuen Tag-Nacht-Rhythmus gewöhnen. Zu den typischen Symptomen gehören neben der Schlappheit und einem ausgeprägten Schlafbedürfnis auch Wetterfühligkeit, Abgeschlagenheit, Schwindel oder Kreislaufprobleme. Hinzu kommt, dass gerade bei älteren Menschen die Körperzellen nicht optimal mit Sauerstoff versorgt werden und Energie produzieren können. Gerade das ist für die Vitalität aber besonders wichtig. Viele Menschen essen im Winter zu wenig frisches Obst und Gemüse, dadurch fehlen dem Körper wertvolle Vitamine und Mineralstoffe.

In solchen Phasen der Antriebslosigkeit und wenn der Betroffene darunter leidet, dann sollte man entgegensteuern. Gelée Royale gilt schon seit Langem als probates Aufbau- und Kräftigungsmittel, um neue Kräfte zu finden und die Stimmungslage zu verbessern, Abwehrkräfte zu stärken und Wohlbefinden sowie Leistungsfähigkeit gerade von Kranken oder Älteren sowie seelisch und körperlich stark beanspruchten Menschen deutlich zu verbessern.

Appetitlosigkeit

Appetitlosigkeit kann viele Gründe haben. So können seelische Probleme die Ursache dafür sein, dass einem sprichwörtlich »der Appetit vergeht«, aber auch organische Ursachen, zum Beispiel im Verdauungstrakt, können für den mangelnden Appetit verantwortlich sein. Besonders häufig ist die Malappetenz bei Krebspatienten anzutreffen, insbesondere dann, wenn sie infolge einer aggressiven Strahlen- oder Chemotherapie geschwächt sind. Die Erfahrung hat gezeigt, dass die Einnahme von Gelée Royale bei Appetitlosigkeit und in Schwächephasen hilft, schnell wieder zu Kräften zu kommen und die Rekonvaleszenzphase nach Krankheiten wirksam zu unterstützen.

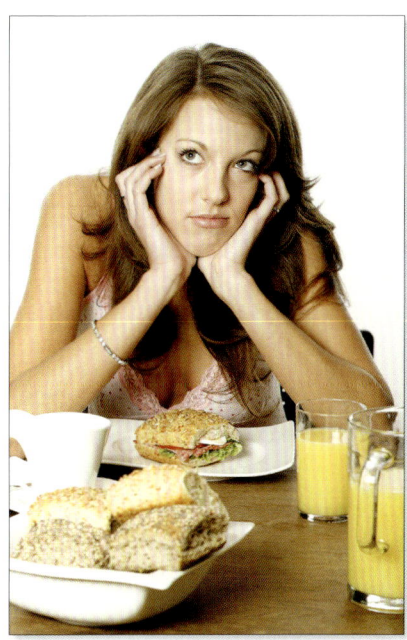

Appetitlosigkeit kann viele Ursachen haben

Arthritis

Die rheumatoide Arthritis – im Volksmund auch Rheuma genannt – ist die häufigste entzündliche Erkrankung der Gelenke. Betroffen sind vor allem die kleinen Finger- oder Zehgelenke, aber auch andere Gelenke, die dann schmerzhaft entzündet sind. Die Krankheit beginnt oft schleichend, im späteren Verlauf werden immer mehr Gelenke befallen. Nach der aktuell gültigen Theorie führen fehlgeleitete Autoimmunprozesse dazu, dass körpereigene Antikörper das Knorpelgewebe angreifen und das Gelenk nach und nach zerstören. Verantwortlich dafür sind bestimmte Enzyme, sogenannte Matrixmetalloproteinasen. Chinesische Forscher der Abteilung für medizinische Chemie an der pharmazeutischen

Hochschule in Wenzhou haben herausgefunden, dass ein bestimmter Inhaltsstoff von Gelée Royale, die so genannte 10-Hydroxy-2-Decensäure (10H2DA) in der Lage ist, diese gelenkzerstörenden Enzyme zu hemmen (Yang 2010).

Autoimmunerkrankungen

Als Autoimmunerkrankungen werden in der Medizin Krankheiten bezeichnet, deren Ursache eine überschießende Reaktion des Immunsystems gegen körpereigenes Gewebe ist. Das Immunsystem erkennt also körpereigenes Gewebe fälschlicherweise als zu bekämpfende Fremdkörper. Dies führt zu schweren Entzündungsreaktionen und damit verbundenen Schäden an den betroffenen Organen.

Bei immunstimulierenden Wirkstoffen stellt sich immer auch die Frage, ob dieser Wirkstoff bei Autoimmunerkrankungen eingesetzt werden kann. Denn hier findet ja eine Überreaktion statt: Das Immunsystem stuft körpereigene Zellen als körperfremd ein und bekämpft sie. Daher wird zu Recht die Frage gestellt, ob die Gabe eines immunstimulierenden Präparats in diesem Fall nicht kontraproduktiv wäre, weil es die Autoimmunreaktion des Körpers noch verstärken würde. An dieser Stelle muss man zwischen immunstimulierenden und immunmodulierenden Substanzen unterscheiden: Während immunstimulierende Substanzen das Immunsystem ankurbeln, wirken immunmodulierende Substanzen sich wie ein Regelmechanismus aus, der das Immunsystem in die entsprechende Richtung regelt. Bei einer schwachen Reaktion des Immunsystems wird es aktiviert, bei einer überschießenden Reaktion wird es „heruntergeregelt". Zu solchen immunmodulierenden Substanzen gehören zum Beispiel die Beta-D-

Glucane oder Colostrum. Dass auch Gelée Royale immunmodulierende Eigenschaften besitzt, haben Wissenschaftler von der endokrinologischen Fakultät der Universität Trabzon in der Türkei mit einer Studie an Morbus-Basedow-Patienten herausgefunden.

Morbus Basedow ist eine Autoimmunerkrankung, bei der Antikörper gebildet werden, die sich gegen die Schilddrüsenzellen richten, konkret gegen deren TSH-Rezeptoren. Dadurch produziert die Drüse verstärkt Schilddrüsenhormone, so dass es zu einer Schilddrüsenüberfunktion kommt. Hierdurch entstehen dem Patienten zahlreiche Beschwerden. Auffälligste Symptome sind der Kropf und die hervortretenden Augäpfel. Im Blut kann Morbus Basedow unter anderem durch eine erhöhte Anzahl an TSH-Rezeptor-Antikörpern (TRAK) nachgewiesen werden. Im Rahmen einer Studie an Morbus-Basedow-Patienten konnten die türkischen Wissenschaftler feststellen, dass die Einnahme von Gelée Royale zu einer signifikanten Abnahme der TSH-Rezeptor-Antikörper führte. Die Studie bescheinigt Gelée Royale auf dieser Grundlage eine mögliche Wirksamkeit als Immunmodulator beim Morbus Basedow (Erem *et al.* 2006).

Auch bei einer weiteren Autoimmunerkrankung, dem Lupus erythematodes oder auch „Schmetterlingsflechte", konnten Wissenschaftler zeigen, dass Gelée Royale die Zahl der Antikörper, die sich gegen körpereigenes Gewebe richten, deutlich verringern kann. Der systemische Lupus erythematodes ist eine zum Glück seltene Autoimmunerkrankung. Das Immunsystem greift dabei körpereigene Strukturen der Haut, der Gelenke, der Nieren usw. an, was in diesen Organen Entzündungsprozesse auslösen kann. Da die Erkrankung potenziell den ganzen Körper betreffen kann, sind die Symptome und Beschwerden äußerst vielfältig. Der Namen „Schmetterlingsflechte" rührt von dem charakteristischen rötlichen Hautausschlages, der sich „schmetterlingsförmig" über das Gesicht ausbreitet. „Lupus", zu deutsch „Wolf", ist begründet durch die aggressive Form der Krankheit.

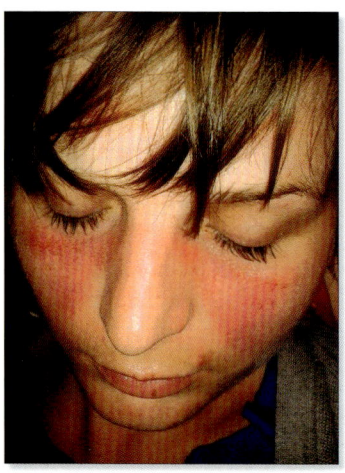

Lupus erythematodes ist eine aggressive Autoimmunkrankheit

Japanische Forscher von der medizinischen Fakultät der Universität Okinawa haben in einem Tierversuch herausgefunden, dass bei Mäusen, denen Gelée Royale gegeben wurde, die Krankheit erst mit deutlicher Verzögerung einsetzte und auch die Lebensdauer deutlich verlängert war. In klinischer Hinsicht war die durch die oft beim Lupus beteiligte Niere bedingte krankhafte Erhöhung der Proteinausscheidung im Urin (Proteinurie) verringert. Bei der Blutuntersuchung zeigte sich eine signifikante Verringerung der Serumspiegel des Interleukins IL -10, und der Autoantikörper gegen ssDNA, dsDNA und Erythrozyten, sowie eine Reduzierung der Anzahl autoreaktiver B-Zellen in der Milz. Die japanischen Forscher kamen zu dem Schluss, dass die Verwendung von Gelée Royale sowohl in der Prävention und beim frühen Beginn der Schmetterlingsflechte als auch in der Linderung der Symptome sinnvoll sein kann (Mannor *et al.* 2009).

Japanische Forscher haben insbesondere das nur im Gelée Royale vorhandene Protein 10H2DA wegen seiner antientzündlichen Effekte als wichtigen therapeutischen Wirkstoffkandidaten zur Behandlung von entzündlichen Autoimmunerkrankungen identifiziert (Sugiyama 2012).

Cholesterinspiegel

Allein in Deutschland sterben jährlich rund 350.000 Menschen an koronaren Herzerkrankungen. Ein häufiger Grund hierfür ist falsche und zu fetthaltige cholesterinreiche Ernährung mit der Folge eines erhöhten Cholesterinspiegels. Belegt wurde dieser Zusammenhang durch zahlreiche Studien. So wurde beispielsweise nachgewiesen, dass Menschen, die aufgrund einer bestimmten Gen-Variante für den Low-Density-Lipoprotein(LDL-)Rezeptor ihr Leben lang einen niedrigeren Cholesterinspiegel im Blut haben, das Herzinfarkt-Risiko um 23 Prozent vermindert ist (Deutsches Ärzteblatt 2008). Die Schulmedizin verordnet zur Senkung des Cholesterinspiegels meist Statine, welche die körpereigene Produktion von Cholesterin blockieren. Nachteil ist die Gefahr von Leberschädigungen. Muskelschmerzen, Allergien, Durchfall und Magenprobleme sind weitere mögliche Nebenwirkungen. Daher suchen viele nach naturheilkundlichen Alternativen.

Neben Hafer-Beta-Glucanen und Pflanzensterinen legen verschiedene wissenschaftliche Studien nahe, dass auch der Verzehr von Gelée Royale sich positiv auf den Cholesterinspiegel auswirken kann. Bereits in den 1990er Jahren hat eine Meta-Studie des New York Medical College tierexperimentelle Studien und Studien am Menschen zur Wirkung von Gelée Royale auf den Cholesterinspiegel statistisch ausgewertet. Sie kam zu dem Ergebnis, dass Gelée Royale die Fette im Blutserum und in der Leber sowie das Cholesterin bei Ratten und Kaninchen deutlich senkt. Zudem verzögert es die Bildung von Plaques in der Aorta von Kaninchen, die fettreich ernährt wurden. Die Meta-Analyse von kontrollierten Studien am Menschen zeigte, dass Gelée Royale eine signifikante Reduktion der Gesamt-Serum-Lipide und Cholesterin sowie eine Normalisierung von HDL und LDL bewirkte (Vittek 1995).

In einer anderen Studie der Universität Schanghai wurden Ratten mit einem hohen Cholesterinspiegel über sechs Wochen täglich mit Gelée Royale gefüttert. Die Ergebnisse zeigten, dass das Gelée Royale das Serum-Cholesterin signifikant senken konnte und gleichzeitig das „gute" HDL-Cholesterin erhöhte. Weiteres Ergebnis: Die Tiere, die Gelée Royale erhalten hatten, bildeten seltener Thromben, also gefährliche Blutgerinnsel, als die Tiere der Kontrollgruppe (Shen 1995).

Auch japanische Forscher weisen schon seit Längerem auf hypolipidämische, hypocholesterolämischer und anti-atherosklerotische Wirkungen von Gelée Royale bei Versuchstieren hin. Um die dafür ursächlichen molekularen Mechanismen zu erforschen, untersuchten Forscher des Biotechnologischen Forschungszentrums in Imizu die Veränderungen in der Expression des Fettstoffwechsel-Gens in der Leber von mit Gelée Royale behandelten Mäusen. Dabei fanden sie heraus, dass Gelée Royale die Genexpression der Squalenepoxidase (SQLE) verringert, einem Schlüsselenzym in der Cholesterin-Biosynthese sowie der Erhöhung der Genexpression des Low-Density-Lipoprotein -Rezeptors (LDLR), der beim Einbau von Cholesterin in der Leber beteiligt ist. Die cholesterinsenkende Wirkung von Gelée Royale basiert demnach auf der Abnahme der SQLE und der Erhöhung der LDL-Rezeptoren (Kamakura 2006).

In einer weiteren japanischen Studie wurden die Auswirkungen der Supplementation mit Gelée Royale auf den Fettstoffwechsel beim Menschen untersucht. Dazu nahmen Probanden über vier Wochen jeweils 600 mg Gelée Royale pro Tag zu sich. Das Serum-Gesamtcholesterin und das LDL-Cholesterin verringerten sich im Gegensatz zur Kontrollgruppe deutlich (Guo 2007). Bei älteren Menschen erhöht Gelée Royale den Wert des „guten" Cholesterins HDL (Münstedt 2009).

Chronische Müdigkeit, Erschöpfung

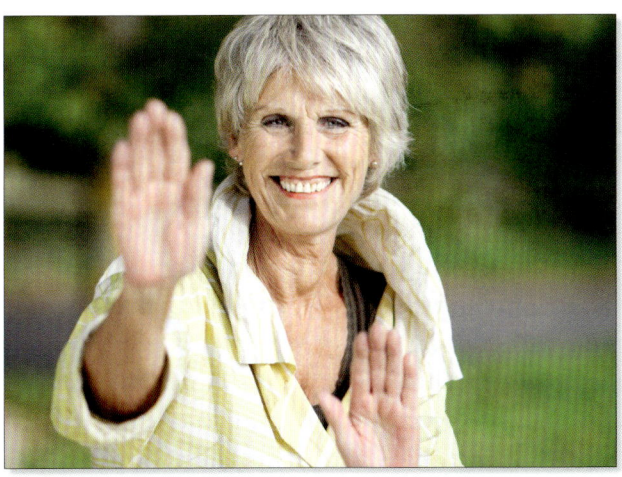

Gelée Royale hat sich gegen Erschöpfungszustände bewährt

Eines der klassischen Anwendungsgebiete von Gelée Royale in der Naturheilkunde ist der Bereich Erschöpfung, Mattigkeit, Antriebs- und Lustlosigkeit bis hin zum Burn-out und dem chronischen Müdigkeitssyndrom. Mit diesen Begriffen wird ein dauerhafter Erschöpfungszustand mit begleitendem Krankheitsgefühl bezeichnet, der länger als sechs Monate andauert. Aufgrund der lähmenden körperlichen und geistigen

Erschöpfung leiden viele Betroffene unter körperlichen Beschwerden wie Kopfschmerzen, Schlafstörungen oder Magen-Darm-Problemen. Als natürliches Vitalitätstonikum bei diesen Symptomatiken hat sich Gelée Royale in der Vergangenheit hervorragend bewährt. Zahlreiche erfahrungswissenschaftliche Dokumente belegen die vitalisierende, aufbauende und kräftige Wirkung von Gelée Royale (z.B. Herold u. Leibold 1991). Es optimiert den Energiehaushalt, so dass die Reserven weniger angegriffen zu werden brauchen, die Kräfte länger halten und die Erholungsphasen besser genutzt werden.

In einem Tierversuch konnte die ausdauersteigernde Wirkung von Gelée Royale von japanischen Forschern auch wissenschaftlich untermauert werden. Dabei mussten Mäuse, deren vergleichbare physische Fitness vorher getestet worden war, in einem Pool mit einer Gegenstromanlage schwimmen. Eine Gruppe war vorher mit Gelée Royale gefüttert worden, die andere nicht. Ergebnis: Die Schwimm-Ausdauer der Gelée-Royale-Gruppe war signifikant höher als bei der anderen Gruppe. Zudem zeigten die Mäuse in der Gelée-Royale-Gruppe deutlich zurückgegangene Werte beim Serum-Laktat und Serum-Ammoniak sowie einen verminderten Abbau von Glykogen in den Muskeln. Diese Befunde legen nahe, dass Gelée Royale die körperliche Ermüdung nach körperlichen Anstrengungen verringert. Kein Wunder, dass Gelée-Royale-Präparate auch bei Sportlern sehr beliebt sind. Als „Hauptfrischefaktor" des Gelée Royale identifizierten die Forscher das so genannte „5 7- kDa-Protein". Da dies allerdings leicht abgebaut wird, empfehlen die Forscher, immer Präparate mit frischem Gelée Royale zu verwenden (Kamakura 2001).

Depressionen

Wer kennt das nicht: Ein paar Misserfolge im Alltag, trübes Wetter und schon ist man »schlecht drauf«. Diese depressiven Verstimmungen sind Teil unseres Alltags. Schlimmer wird es, wenn bestimmte Ereignisse wie der Verlust des Arbeitsplatzes oder der Tod eines geliebten Menschen eintreten und sich das Gefühl von Trauer, Hoffnungs- und Perspektivlosigkeit zu einer tiefen Schwermut entwickelt. Die Bandbreite depressiver Verstimmungen ist groß. Wenn sie sich zu einer richtigen Depression womöglich mit körperlichen Symptomen entwickeln, dann handelt es sich um eine Krankheit, die behandlungsbedürftig ist.

Bei leichteren depressiven Verstimmungen kann Gelée Royale durchaus hilfreich sein. Der Grund: Die Vielzahl an gut bioverfügbaren Vitalstoffen verhilft dem Betroffenen zu mehr Energie und Kraft. Oft kann man dann wieder besser schlafen und ist morgens entsprechend ausgeruht. Dadurch wird die Umwelt wieder anders wahrgenommen, das innere Gleichgewicht wiedererlangt und die Unternehmungslust entfacht.

Diese Effekte haben auch einen wissenschaftlichen Hintergrund. So hat sich bei Personen, die in einem japanischen Studienprojekt über sechs Monate Gelée Royale eingenommen haben, eine deutliche Verbesserung des psychischen Gesundheitszustands eingestellt. Organischer Hintergrund: Bei den Versuchspersonen hatte sich die Erythropoese verbessert. Damit ist die Bildung neuer roter Blutkörperchen gemeint, die für die Sauerstoffversorgung der Organe verantwortlich sind. Auch die Glukosetoleranz wurde verbessert, was bedeutet, dass mehr Zucker in Energie umgewandelt werden kann (Morita 2012).

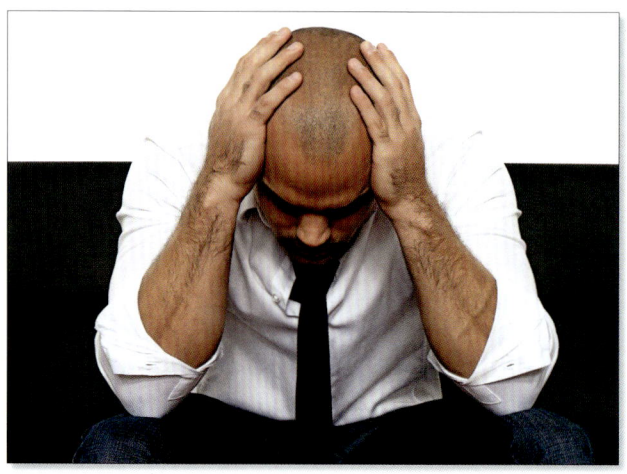

Bei depressiven Verstimmungen wirkt sich Gelée Royale positiv aus

Im Tierversuch konnte sogar eine Besserung bei Depressionen und Angstzuständen durch Gelée Royale erreicht werden. Dazu wurde Mäusen eine bestimmte Fettsäure verabreicht (10-Hydroxy-trans-2-Decensäure HDEA), eine ungesättigte Fettsäure, die nur im Gelée Royale vorkommt. Bei den anschließenden Stressbelastungen zeigte sich, dass die Mäuse, die Gelée Royale erhalten hatten, stressresistenter und weniger ängstlich waren. Die Forscher schlussfolgern daraus, dass Gelée Royale als reiche Quelle von HDEA bei der Verbesserung der stressinduzierbaren Symptome von Depression und Angst wirksam ist (Ito 2011).

Diabetes

Diabetes mellitus oder auch „Zuckerkrankheit" ist eine Störung des Zuckerstoffwechsels. Im Grunde handelt es sich bei dem Typ I um eine Autoimmunkrankheit, denn das körpereigene Immunsystem richtet sich aus bisher noch nicht bekannten Gründen gegen die Insulin produzierenden Zellen der Bauchspeicheldrüse und zerstört sie. Der Körper kann dadurch kein Insulin mehr produzieren. Das Hormon Insulin ist aber notwendig, um den mit der Nahrung aufgenommenen Zucker aus dem Blut in die Zellen zu transportieren, wo er zur Energiegewinnung benötigt wird. Die Folge des Insulinmangels ist also die Anreicherung von Zucker im Blut. Um ihren Blutzuckerspiegel zu senken, müssen die Betroffenen oft ihr Leben lang täglich Insulin spritzen, um akute Stoffwechselprobleme und Folgekrankheiten abzuwenden.

Neben dieser Form I des Diabetes gibt es noch weitere Formen. Am bekanntesten ist der Typ II, der so genannte »Altersdiabetes«, der eher schleichend entsteht und am Anfang kaum bemerkt wird. Grund hierfür sind neben der genetischen Veranlagung Übergewicht, der Genuss von zu viel fett- und zuckerhaltiger Ernährung und zu wenig Bewegung. Bei dieser Diabetes-Form reicht in der Regel zunächst eine Diät, um den Blutzuckerspiegel im Normalbereich zu halten.

Natürlich ist Gelée Royale kein Mittel zur Behandlung von Diabetes mellitus, aber eine Diabetes-Diät kann unter Umständen mit Gelée Royale positiv beeinflusst werden. Hierbei müssen allerdings natürlich immer die entsprechenden Broteinheiten berücksichtigt werden. Bei Menschen mit Altersdiabetes konnte nach einer Kur mit Gelée Royale häufig ein verringerter Blutzuckerspiegel gemessen werden, so dass sie weniger Insulin zuführen mussten. Hintergrund: Biologische Untersuchungen haben gezeigt, dass Gelée Royale eine Insulin-ähnliche Aktivität aufweist. In einer Studie der Justus-Liebig-Universität wurden zwanzig Probanden einem standardisierten oralen Glukose-Toleranz-Test unterzogen. Das Ergebnis eines zweiten Tests zwei Stunden nach der Einnahme von 20 Gramm Gelée Royale ergab, dass der Serumglukosespiegel signifikant niedriger war. Die Forscher vermuten, dass bestimmte Stoffe aus den Schlunddrüsen der Honigbiene eine Insulin-ähnliche Aktivität entfalten und zumindest teilweise verantwortlich sind für die Senkung der Auswirkungen des Gelée Royale auf den Blutzuckerspiegel (Münstedt, K. u.a. 2009). Auch japanische Forscher kamen zu der Ansicht, dass Gelée Royale ein wirksames »Functional Food« sein könnte, um die Entwicklung einer Insulinresistenz zu verhindern. Im Tierversuch konnten sie feststellen, dass durch die Gabe von Gelée Royale der Serumspiegel von Insulin deutlich zurückgegangen war (Nomura, M. 2007).

Ein großes Problem bei Diabetes sind Durchblutungsstörungen in Verbindung mit einer schlechten Wundheilung. Bekannt ist der hierdurch verursachte »Diabetische Fuß«, bei dem die Haut trocken und rissig und damit anfällig für Verletzungen wird. Durch die verzögerte Wundheilung kommt es auch leichter zu Infektionen. Werden diese nicht rechtzeitig bemerkt oder ignoriert, ist die Amputation oft die einzige Möglichkeit. Koreanische Forscher von der Fakultät für medizinische Ernährung an der Kyung Hee Universität haben im Tierversuch an diabetischen Mäusen nachgewiesen, dass die orale Einnahme von Gelée Royale die Wundheilung signifikant verbessert. Hintergrund ist u.a., dass das Gelée Royale die Fibroblasten aktiviert, also Hautzellen, die für die Bildung von neuem Gewebe zuständig sind (Kim 2010). Die positiven Effekte von Gelée Royale auf die Wundheilung wurden auch von japanischen Wissenschaftlern nachgewiesen, die chronisch diabetische Ratten mit Gelée Royale gefüttert haben. Dabei konnten sie feststellen, dass Gelée Royale nicht nur antientzündlich wirkt, sondern darüber hinaus die Bildung von Kollagen anregt und die Heilung von Hautläsionen verkürzt (Fuji 1990).

Auch äußerlich angewendet, kann Gelée Royale die Wundheilung bei Diabetes-Patienten verbessern. Da man weiß, dass sich Honig und Gelée Royale positiv auf die Wundheilung auswirken, hat man mehrere Untersuchungen durchgeführt, um die Wirkung von Gelée Royale speziell auf den diabetischen Fuß zu untersuchen. Dazu wurde auf die Geschwüre von Diabetes-Patienten Gelée Royale aufgetragen und dann mit sterilem Verbandsmaterial abgedeckt. Bei sieben von acht Patienten konnte das Fußgeschwür ausgeheilt werden. Die mittlere Dauer der vollständigen Heilung betrug dabei 41 Tage. Die Forscher empfehlen daher einen Gelée-Royale-Verband als zusätzliche Methode zur Behandlung des diabetischen Fußsyndroms (Siavash, M. 2011).

Entgiftung

Über unsere Umwelt werden wir tagtäglich mit einer Vielzahl von Giften konfrontiert, die entweder direkt oder indirekt in unseren Körper gelangen. Dies kann über schädliche Abgase oder Feinstaub in die Atemwege, durch krebserregende Stoffe in unserer Nahrung, in Form von schädlichen Stoffen in Kosmetika und Kleidung über die Haut erfolgen. Viele dieser Stoffe reichern sich über Jahre im Körper an und können dann irgendwann Krankheiten wie Krebs, Leber- oder Nierenschäden usw. verursachen. Daher ist es wichtig, mithilfe einer ausgewogenen Ernährung diese Giftstoffe zu binden und aus dem Körper zu leiten. Durch die Zunahme von Umweltgiften ist das aber oft nicht mehr so leicht möglich. Viele Menschen nutzen Gelée Royale, um ihren Körper zu entgiften. Aus gutem Grund, denn in den letzten Jahren haben mehrere wissenschaftliche Studien belegt, dass Gelée Royale im Hinblick auf Umweltgifte schützende Eigenschaften hat.

In der türkischen Volksmedizin wird Gelée Royale schon seit jeher zur Behandlung einer Reihe von Erkrankungen eingesetzt. Daher überrascht es nicht, dass vor allem türkische Wissenschaftlicher sich intensiv mit der Erforschung von Gelée Royale beschäftigt haben. Es gibt eine Reihe von Untersuchungen aus der Türkei, die sich speziell mit der Entgiftungswirkung von Gelée Royale beschäftigen.

Für die Entgiftung des Körpers ist vor allem die Leber zuständig. Daher ist die Beeinträchtigung der Leber durch Chemikalien auch besonders hoch. Eine türkische Studie konnte die Schutzwirkung des Gelée Royale vor Leberschäden im Tierversuch nachweisen. Dabei wurden Ratten, die mit Tetrachlorkohlenstoff vergiftet waren, einem Stoff, der bei ständiger Konfrontation zu schweren Leberschäden führt, mit Gelée Royale gefüttert. Dabei zeigte sich, dass Gelée Royale eine signifikante Schutzwirkung vor Leberschäden und vor oxidativem Stress hatte, der durch den Giftstoff Tetrachlorkohlenstoff ausgelöst wird. Gelée Royale führte zu einer verringerten Lipidperoxidation und verbesserte die endogenen antioxidativen Schutzsysteme des Körpers und reduzierte die erhöhten Leberwerte. Eine histopathologische Untersuchung bestätigt die hepatoprotektive Wirkung von Gelée Royale im Vergleich zu der Kontrollgruppe. Die Forscher empfehlen daher den Einsatz von Gelée Royale zur begleitenden Behandlung von Leberschäden aufgrund von Vergiftungen (Cemek 2010). Diese Ergebnisse wurden zwei Jahre später noch einmal bestätigt: Dabei hat sich gezeigt, dass eine bestimmte antioxidative Enzymaktivität von Gelée Royale die Toxizität des Tetrachlorkohlenstoffes verringerte. Zudem hat die Gabe von Gelée Royale die Versorgung mit Spurenelementen verbessert (Cemek 2012).

Auch bei Schwermetallen scheint Gelée Royale über eine entgiftende Wirkung zu verfügen. Schwermetalle wie Cadmium sind hochgiftig und verursachen gentoxische Schäden im Körpergewebe, indem sie die antioxidative Abwehr des Enzymsystems schädigen. In einer Studie der biologischen Fakultät der Universität Giresun wurde Cadmium-vergifteten Mäusen Gelée Royale verabreicht. Dies zeigte eine signifikante Unterdrückung der durch Cadmium verursachten Mutationen. Außerdem konnte eine signifikant höhere Konzentration von Malondialdehyd in der Leber und in den Nieren nachgewiesen werden. Malondialdehyd ist ein Indikator für oxidativen Stress. Dass dieser Stoff in den Entgiftungsorganen Leber und Niere nachgewiesen wurde, zeigt, dass Gelée Royale diesen Entgiftungsprozess anregt. Denn gleichzeitig erhöhte sich auch die Konzentration des Entgiftungsenzyms Glutathion. Die Forscher schließen aus diesen Ergebnissen, dass Gelée Royale eine schützende Rolle gegen die von Schwermetallen ausgelöste Gentoxizität und oxidativen Stress besitzt (Cavuşoğlu, K. 2009).

Ein weiteres spannendes Experiment an Pflanzen zeigt die schützende Wirkung von Gelée Royale vor Schwermetallen. Dazu wurden Pflanzensamen mit Wasser gegossen, das mit Schwermetallen wie unter anderem Blei, Cadmium, Aluminium und Nickel sowie Erdöl verseucht war. Einige Samen wurden nur mit dem verseuchten Wasser gegossen. Hier zeigten sich schwere Schäden bei Zellkernen und Gewebe. Gab man nun Gelée Royale zum Wasser, schwächten sich diese Schäden an den Pflanzen signifikant ab – teilweise hat sich sogar die Reparaturfähigkeit für diese Schäden verbessert (Türkmen 2009).

Auch Medikamente müssen richtig dosiert sein, sonst sind sie grundsätzlich als körperfremde Stoffe potenziell giftig. Daraus erklären sich auch Nebenwirkungen. Für die Beseitigung dieser Stoffe ist dann die Leber zuständig, daher ist bei Nebenwirkungen häufig auch die Leber betroffen. So auch bei dem bekannten Präparat „Paracetamol". Vor diesem Hintergrund untersuchten Forscher der Abteilung für Pharmakologie und Toxikologie der Universität Erciyes im Tierversuch, inwieweit Gelée Royale vor den durch Paracetamol ausgelösten Leberschäden schützen kann. Dazu wurde zwei Gruppen von Mäusen Paracetamol verabreicht. Die eine Gruppe bekam zusätzlich Gelée Royale. Während die reine Paracetamolgruppe langfristig krankhafte Veränderungen im Lebergewebe (z.B. Zysten) entwickelten, waren diese bei der mit Gelée Royale behandelten Gruppe deutlich weniger schwerwiegend. Die Forscher schlossen daraus, dass Gelée Royale als hepatoprotektives – also leberschützendes – Mittel eingestuft werden kann (Kanbur 2009).

Eine ganz andere Art von Giften sind die Schimmelpilzgifte, sogenannte Mykotoxine. Ein Beispiel eines solchen Gifts ist das Fumonisin, das sich häufig bei Mais entwickelt und daher viele Nutztiere gefährdet. So kann dieses Pilzgift zum Beispiel bei Schweinen schwere Lungen-, Leber- und Nierenschäden verursachen. Am toxikologischen Institut des Nationalen Forschungszentrums in Kairo haben Wissenschaftler gezeigt, dass Gelée Royale auch auf diese Art von Giften eine Schutzwirkung entfaltet. Man gab Ratten mit dem Pilzgift kontaminierte Nahrung – einmal ohne und einmal mit Gelée Royale. Die Tiere, die die kontaminierte Nahrung erhielten, entwickelten schwere Schädigungen im Leber- und Nierengewebe. Gleichzeitig waren die Tiere appetitlos, wichtige Entgiftungsstoffe wie Superoxiddismutase verringerten sich. Gleichzeitig erhöhten sich ungünstige Parameter im Blut wie Cholesterin oder Harnsäure. Die Tiere, die gleichzeitig Gelée Royale bekamen, hatten bei allen Parametern deutlich bessere Werte (El-Nekeety 2007).

Hautalterung und Hautschutz

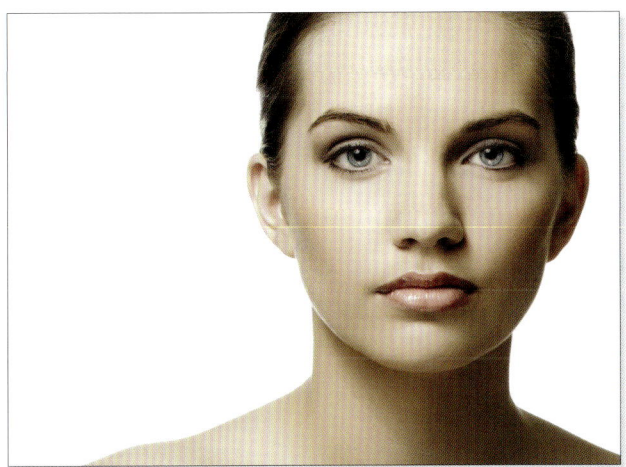

Gelée Royale wird auch in der Hautpflege eingesetzt

Hautalterung hängt sehr stark mit der Zerstörung der Haut- zellen durch freie Radikale zusammen. Dieser Mechanismus wurde bereits weiter oben beschrieben. Da zum Beispiel durch das Rauchen viele freie Radikale produziert werden, die dann die Zellen angreifen, erklärt sich daraus auch, dass Raucher in der Regel eine deutlich älter aussehende Haut ha- ben. Je besser der Körper sich gegen diese freien Radikalen wehren kann, desto besser kann er sich auch gegen vorzeitige Hautalterung schützen. Dass Gelée Royale antioxidative Fä- higkeiten hat, wissen wir bereits. Darüber hinaus stimuliert Gelée Royale aber auch die Kollagenproduktion. Dies ist be- sonders wichtig, weil der Körper die Kollagenproduktion mit zunehmendem Alter – und Östrogenmangel – zurückfährt. Die Folge ist eine nachlassende Elastizität der Haut. Ent- scheidend für diese Fähigkeit ist die ungesättigte Fettsäure 10-Hydroxy-2-Decensäure oder auch kurz 10-HDA. Sie ist in Gelée Royale in besonders hoher Konzentration enthalten. Die Fähigkeit von Gelée Royale, die Kollagenproduktion anzukurbeln, wurde an mehreren Untersuchungen mit menschlichen Bindegewebszellen (Fibroblasten) in japanischen Studien untersucht (z.B. Koya-Miyata 2004) und von einer koreanischen Studie im Tierversuch bestätigt (Park 2012).

Ein weiterer wichtiger Hautalterungsfaktor ist die ultraviolette (UV) Strahlung der Sonne. Bei Menschen, die sich viel der Sonne aussetzen oder eine Vorliebe für Sonnenbänke haben, ist die Haut oft lederartig und faltig. Der Grund sind die durch UV-Strahlung verursachten Hautschädigungen, die das sogenannte »Photo-Aging« verursachen. Eine weitere koreanische Studie an der medizinischen Fakultät der Universität Seoul hat die Wirkung von Gelée Royale auf das »Photo-Aging« untersucht. Dazu wurden menschlichen Hautzellen (dermale Fibroblasten) mit UV-Licht bestrahlt und anschließend verschiedene Messparameter überprüft. Dabei hat sich herausgestellt, dass Gelée Royale die Haut aufgrund der Verbesserung der Kollagenproduktion vor UV-bedingtem »Photo-Aging« schützen kann (Park 2011). Dies wird auch von der Sun Yat-Sen Universität in Kanton (China) bestätigt. Hier wird der photoprotektive Schutz des Gelée Royals auf die oben bereits erwähnte 10-HDA zurückgeführt. In der Studie wurden menschliche Hautzellen mit UV-Strahlen behandelt. Dabei zeigte sich, dass die mit Gelée Royale behandelten Zellen deutlich besser vor den UV-Schäden geschützt waren: Die schädigende Wirkung des UV-Lichtes, die Bildung freier Radikaler und die Zellalterung fielen deutlich geringer aus als bei den unbehandelten Zellen. Zugleich wurde die Kollagenproduktion stimuliert. Die Forscher sehen Gelée Royale daher als probates Mittel, um die Haut vor UV-Strahlen zu schützen (Zheng 2013).

Auch bei der Wundheilung zeigt Gelée Royale positive Effekte (s.a. Diabetes). Die Wundheilung wird maßgeblich von spezialisierten Hautzellen, den Keratinozyten und Fibroblasten, unterstützt. Eine slowakische Studie hat gezeigt, dass Gelée Royale die Keratinozyten unterstützt und somit die Wundheilung beschleunigt (Majtán 2010). Eine türkische Studie hat im Tierversuch eine positive Wirkung von Gelee Royale auf die Regeneration des Trommelfells festgestellt (Calli 2008). In diesem Zusammenhang muss auch die positive Wirkung von Gelée Royale bei Akne erwähnt werden. Diese unreine Haut wird bei vielen Jugendlichen hauptsächlich durch die Umstellung des Hormonhaushaltes verursacht. Gelée Royale wirkt regulierend auf den Hormonhaushalt ein. Zudem wird durch die Unterstützung der Entgiftung über die Leber die Haut in ihrer Funktion entlastet.

Mittlerweile sind auch diverse Kosmetiklinien mit Gelée Royale entstanden. Kein Wunder, hat sich die äußerliche Anwendung doch bereits bei der Wundheilung als sehr förderlich herausgestellt. Eine japanische Studie an der Chiba Universität hat gezeigt, dass Cremes mit Gelée Royale sich als lindernd bei Juckreiz infolge von Kontaktallergien erwiesen haben (Yamaura 2013). Eine französische Studie bescheinigt Gelée Royale in kosmetischen Darreichungsformen eine Milderung von Entzündungsreaktionen und eine positive Wirkung auf die Barrierefunktion der Haut. Verantwortlich hierfür ist wiederum die natürliche Fettsäure 10-HDA, die nur in Gelée Royale vorkommt (Duplan 2011).

Herz-Kreislauf-Erkrankungen

Das sogenannte „metabolische Syndrom" hat sich in unserer Zivilisationsgesellschaft leider immer mehr zu einer Volkskrankheit entwickelt. Damit bezeichnet man das problemati-

sche Viereck aus Diabetes, Übergewicht, hohem Cholesterinspiegel und Bluthochdruck. Kommen diese vier Risikofakto-
ren zusammen, ist die Gefahr, Herz-Kreislauf-Krankheiten
zu entwickeln, deutlich höher („Tödliches Quartett"). Dass
Gelée Royale positive Effekte in Bezug auf Altersdiabetes und
einen erhöhten Cholesterinspiegel entfalten kann, haben wir
an anderer Stelle dieses Buches beschrieben. Dass Gelée
Royale sich auch positiv auf einen erhöhten Blutdruck (Hy-
pertonie) auswirken kann, haben mehrere japanische Studien
gezeigt.

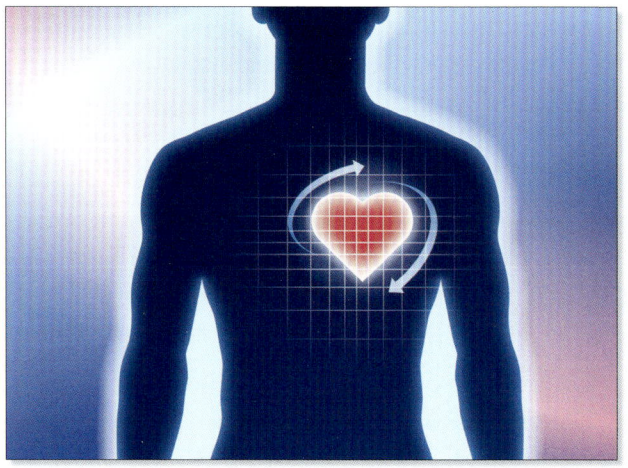

Menschen mit Bluthochdruck können von Gelée Royale profitieren

Im Tierversuch wurde nachgewiesen, dass eine achtwöchige
Behandlung mit Gelée Royale bei den Versuchstieren den
Plasmaspiegel von Insulin und Triglyceriden verringerte. Zugleich löste Gelée Royale gefäßerweiternde Reaktionen aus
und senkte so den systolischen Blutdruck. Die Forscher
schließen daraus, dass Gelée Royale durch die Verbesserung
der Insulinresistenz der Entwicklung von Blutdruck entge-
genwirken kann (Tokunaga 2004 und Zamami 2008). Auch
auf einem anderen Weg scheint Gelée Royale Hypertonikern,

also Menschen mit zu hohem Blutdruck, zu helfen – nämlich auf dem Weg der ACE-Hemmung. Die meisten Menschen mit Bluthochdruck kennen ACE-Hemmer. Das sind Medikamente, die das sogenannte Angiotensin-konvertierende Enzym (Angiotensin Converting Enzyme, ACE) hemmen. Dieses ACE-Enzym ist Bestandteil des Blutdruck-regulierenden Systems in unserem Körper. Durch die Hemmung dieses Enzyms wird der Blutdruck gesenkt. Entdeckt wurden ACE-hemmende Substanzen zuerst in Schlangengiften. Aber auch Gelée Royale ist offenbar eine gute Ressource für ACE-hemmende Peptide. Entdeckt haben dies japanische Forscher bei der Erforschung der „hypertensiven Krankheit", einer Erkrankung des Herzmuskels, die durch chronischen Bluthochdruck entstehen kann. Ihnen ist es gelungen, durch Hydrolyse aus Gelée Royale antihypertensive Peptide zu isolieren, also Proteine, die das für die Erhöhung des Blutdrucks zuständige Enzym ACE hemmen. Die Verabreichung dieses Gelée-Royale-Hydrolysats führte bei hypertensiven Ratten nach zehn Wochen zu einer signifikanten Reduktion des systolischen Blutdrucks (Matsui 2002).

Immunschwäche

Gelée Royale hat seit jeher einen besonderen Ruf als Aufbau- und Kräftigungsmittel und wird daher oft zur Immunstärkung eingenommen. Dieser gute Ruf ist nicht unbegründet: Die immunmodulatorische Wirkung des Gelée Royales wurde bereits 1996 an der Universität Zagreb zumindest für Mäuse und Ratten nachgewiesen (Sver 1996). Auch an der Universität Campinas in Brasilien konnten immunmodulatorische Eigenschaften des Gelée Royale bei tumorkranken Mäusen festgestellt werden (Bincoletto 2005).

Um mit Erregern fertig zu werden, verfügt der Körper über eine Vielzahl von Abwehrmechanismen. Einer davon sind sogenannte Fresszellen (Makrophagen), welche die Erregern »auffressen« sprich vernichten sollen. Diese Fresszellen wiederum produzieren verschiedene Signalstoffe, die wiederum weitere Immunreaktionen auslösen. Hierzu gehört u.a. der Tumornekrosefaktor Alpha (TNF-alpha). An der slowakischen Akademie der Wissenschaften in Bratislava konnte man nachweisen, dass Gelée Royale – im Gegensatz zu Honig – die Fresszellen anregt, diesen TNF-alpha auszuschütten und dadurch das Immunsystem zu stimulieren. Verantwortlich dafür ist ein bestimmtes Protein, das Apalbumin1, das eines der wichtigsten Komponenten des eiweißreichen Gelée Royale ist (Simúth 2004, Majtán 2006). Aber auch die nur in Gelée Royale vorkommende Fettsäure 10H2DA verfügt über immunmodulatorische Eigenschaften, deren Bedeutung in den letzten Jahren in immer mehr Studien untersucht wird (Vucevic 2007, Sugiyama 2012 u. 2013).

Ein weiterer Abwehrmechanismus sind die Antikörper oder auch Immunglobuline, die sich gegen bestimmte Krankheitserreger richten. An der biologischen Fakultät der Universität Zagreb konnte im Tierversuch gezeigt werden, dass Gelée Royale die Konzentration dieser Antikörper im Blutserum erhöht, oder anders ausgedrückt: Gelée Royale stimuliert die Produktion von Antikörpern und verbessert die Kommunikation des Immunsystems (Sver 1996).

Krebs

Selbstverständlich ist Gelée Royale kein Mittel gegen Krebs. Allerdings kann die Einnahme von Gelée Royale viele Faktoren im Zusammenhang mit Krebs günstig beeinflussen. Dazu zählen vor allem das antioxidative Potenzial und der Schutz von gesundem Gewebe sowie die Milderung von Schäden durch Strahlen- und Chemotherapie. Hinzu kommt die kräftigende und vitalisierende Wirkung von Gelée Royale, die geschwächten und chronisch müden Krebspatienten zugutekommt – gerade wenn sie die Folgen aggressiver Therapieformen bewältigen müssen. Insofern ist Gelée Royale für Krebspatienten als zusätzliche natürliche Therapie sehr zu empfehlen.

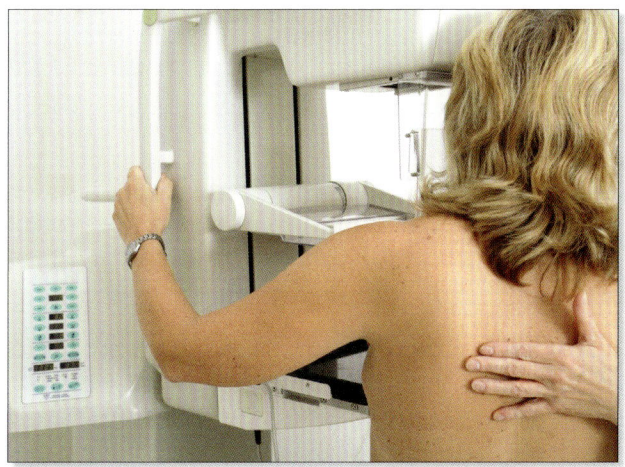

Gelée Royale kann Krebserkrankungen günstig beeinflussen

Damit ein bösartiger Tumor weiter wuchern kann, muss er mit Nährstoffen versorgt werden. Dazu bildet der Tumor eigene Blutgefäße. Diesen Vorgang nennt man Angiogenese. Diese wird gefördert durch einen bestimmten Stoff, nämlich VEGF. Die Pharmazeutische Universität Gifu in Japan hat nun die Wechselwirkung von VEGF und Gelée Royale, und hier insbesondere deren eigene Fettsäure 10-HDA, untersucht. Das Ergebnis war verblüffend: Das in Gelée Royale enthaltene 10-HDA hemmt die durch VEGF ausgelöste Angiogenese, das heißt, es hemmt die Neubildung von Blutgefäßen, die den Tumor versorgen (Izuta 2007).

Eine wichtige Aufgabe naturheilkundlicher Krebstherapien ist es ja, die körpereigenen Abwehrkräfte zu stärken oder wieder herzustellen, Nebenwirkungen und Folgeschäden aggressiver Therapien zu mindern, Rückfällen vorzubeugen, Heilungschancen zu erhöhen und die Lebensqualität zu erhalten oder zu verbessern. Gerade in diesen Bereichen kann Gelée Royale einen wichtigen Beitrag leisten. Denn viele Studien deuten darauf hin, dass dieser Naturstoff die negativen Auswirkungen aggressiver Therapien abmildern kann.

So ist zum Beispiel eine unangenehme Begleiterscheinung der Chemo- als auch der Strahlentherapie die orale Mukositis, also eine Schleimhautentzündung im Mund, die den Patienten durch Schwellungen, Rötungen und wunde Stellen quält. In einer japanischen Studie wurden Hamster, die eine durch ein Krebsmedikament verursachte Mundschleimhautentzündung hatten, äußerlich mit Honig, Propolis und Gelée Royale behandelt. Während sich bei Honig und Propolis keine Besserung zeigte, konnte Gelée Royale die durch die Mundschleimhautentzündung (Mukositis) entstandenen Schäden deutlich verbessern (Suemaru 2008). Diese Erkenntnisse wurden jüngst durch eine andere japanischen Studie im Tierversuch bestätigt: Gelée Royale lindert deutlich die Symptome der oralen Mukositis durch seine anti-entzündliche und anti-oxidative Wirkung. Die durch die Entzündung bedingten Schäden waren signifikant geringer als bei einer Vergleichsgruppe (Watanabe 2013).

Auch bei Medikamenten der Chemotherapie, den Zytostatika, muss der Krebspatient leider viele unangenehme Nebenwirkungen in Kauf nehmen. Hierzu gehören vor allem Leber- und

Nierenschäden. Es liegen mittlerweile mehrere Studien vor, die nahe legen, dass Gelée Royale sich auch im Hinblick auf diese Nebenwirkungen lindernd auswirkt. Als eines der wichtigsten Krebsmittel gilt Cisplatin. Leider löst es die Bildung von freien Radikalen aus und schädigt das Leber- und Nierengewebe. Zwei türkische Studien konnten im Tierversuch nachweisen, dass Gelée Royale die Nierentoxizität dieses Krebsmedikaments abmildert, indem es die durch Cisplatin ausgelösten Zellschäden durch freie Radikale verringert. So konnten stets nach der Gabe von Gelée Royale deutlich höhere Konzentrationen antioxidativer Schutzstoffe nachgewiesen werden. (Silici 2009 und Yapar 2009). Eine weitere türkische Studie konnte diese Ergebnisse bestätigen und zeigen, dass Gelée Royale die durch Cisplatin verursachten Leber- und Nierenschäden signifikant verringert. Zum einen konnte eine deutlich höhere Aktivität der antioxidativen Schutzstoffe Glutathion, Glutathionperoxidase und Superoxiddismutase gemessen werden. Zum anderen ergab die Gewebeuntersuchung, dass bei der Gelée-Royale-Gruppe die Gewebeschäden in Leber und Niere deutlich geringer waren (Karadeniz 2011).

Zu den leider zahlreichen krebserregenden Stoffen in unserer Umwelt gehört das »Hormongift« Bisphenol A, ein Grundstoff zur Herstellung des Kunststoffes Polycarbonat, das in vielen Alltagsgegenständen wie Babyschnullern (sic!), Plastikgeschirr, Konservendosen oder Thermopapier enthalten ist. Bisphenol A gilt als Stoff, der die Verbreitung von menschlichen Brustkrebszellen stimuliert. An der Kyushu Universität in Japan konnte nachgewiesen werden, dass Gelée Royale die wachstumsfördernde Wirkung von Bisphenol A auf Brustkrebszellen Zellen hemmt (Nakaya 2007).

Als Myelosuppression bezeichnet man eine temporäre oder dauerhafte Schädigung des Knochenmarks, die zu einer verminderten Bildung von Blutzellen führt. Meist handelt es sich um eine Nebenwirkung der Chemotherapie. Die antitumorale Kapazität von Gelée Royale zeigt sich auch deutlich in einer brasilianischen Studie, bei der die Rolle von Gelée Royale auf die Blutbildung bei tumorkranken Mäusen untersucht wurde. Die durch diesen Tumor bedingte Schädigung des Knochenmarks führte bei den Mäusen zu einer Verringerung der Blutbildung. Diese Schädigung des Knochenmarkes konnte durch die Gabe von Gelée Royale vermindert werden. Die Stimulierung des Knochenmarks konnte zudem in-vitro durch die Beobachtung von Knochenmark-Stammzellen beobachtet werden. Die mit Gelée Royale gefütterten Mäuse wiesen überdies eine deutlich höhere Überlebensrate auf als die Mäuse der Vergleichsgruppe (je nach Dosis zwischen 38% und 85%!). Die Forscher weisen Gelée Royale vor diesem Hintergrund nicht nur einen Knochenmark-schützenden, sondern darüber hinaus einen antitumoralen Effekt zu (Bincoletto 2005).

Auch eine kroatische Studie kommt zu dem Schluss, dass Bienenprodukte oral oder systemisch möglicherweise eine wichtige Fähigkeit zur Kontrolle des Tumorwachstums und der Metastasierung des Tumors haben. Bei der Untersuchung von Brust- und Darmkrebs bei Mäusen zeigt sich, dass die intravenöse Verabreichung von Gelée Royale die Metastasenbildung signifikant verringerte (Orsolić 2003). Auch eine japanische Studie konnte im Tierversuch für bestimmte Tumorarten eine deutlich antitumorale Aktivität von Gelée Royale nachweisen. Dies galt sowohl für prophylaktische als auch für die therapeutische Anwendung von Gelée Royale (Tamura 1987).

Magen- und Darmkrankheiten

Es deutet vieles darauf hin, dass Gelée Royale eine wohltuende Wirkung auf Magen und Darm ausübt und auch einen Beitrag zur Linderung einiger Erkrankungen leisten kann. Grund hierfür sind vermutlich die antibakteriellen, antientzündlichen und antioxidativen Wirkungen des Gelée Royale.

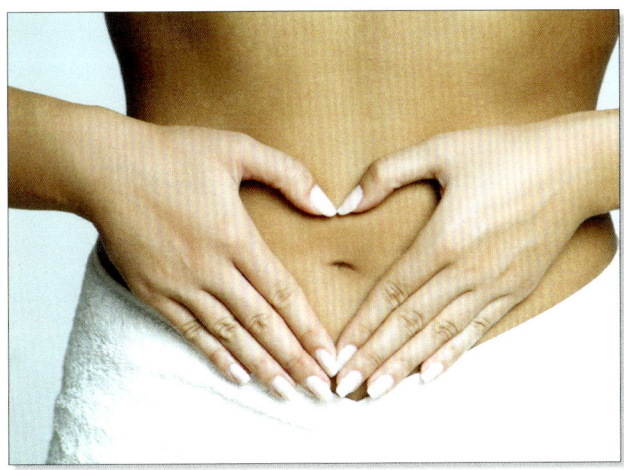

Auch auf viele Darmerkrankungen wirkt sich Gelée Royale wohltuend aus

Türkische Mediziner empfehlen die Behandlung von chronischen Darmentzündungen mit Gelée Royale. In einer Studie wurde die Wirksamkeit von Gelée Royale bei Colitis ulcerosa untersucht. Dabei wurde festgestellt, dass durch die regelmäßige Gabe von Gelée Royale die sogenannten T-Lymphozyten stimuliert werden, die eine wichtige Rolle im Immunsystem spielen. Die Forscher konstatierten auf Basis ihrer Ergebnisse eine entzündungshemmende und zellregenerative Wirkung des Gelée Royale im Darm (Karaca 2012). In einem weiteren Tierversuch haben die Forscher durch Essigsäure eine Colitis ulcerosa hervorgerufen und diese dann über vier Wochen mit Gelée Royale behandelt. Im Verlauf der Behandlung konnte die Zahl der Mastzellen signifikant verringert werden, was auf einen Rückgang der Entzündung schließen lässt. Zudem hat sich die Fläche der geschädigten Darmoberfläche im Vergleich zu den Versuchstieren, die nicht behandelt wurden, deutlich verringert (Karaca 2010).

Auch bei Entzündungen der Darmschleimhäute (Mukositis) scheint Gelée Royale eine positive Wirkung zu entfalten. So konnte eine Studie zeigen, dass die Gabe von Gelée Royale zwar keinen Einfluss auf die Dicke der Darmschleimhaut ausübt, aber zu einer deutliche Verbesserung beim Gehalt an Antioxidantien führte. Durch die Unterdrückung des oxidativen Stress' konnte die Darmschädigung reduziert werden (Kaynar 2012).

In einer anderen Studie wurde im Rahmen eines Tierversuchs die Wirkung von Bienenprodukten auf die Heilung von Magengeschwüren untersucht. Dabei wurde festgestellt, dass die Heilung durch die Verabreichung von Bienenprodukten im Vergleich zur Kontrollgruppe deutlich beschleunigt werden konnte. Die deutlichsten Effekte – vor allem die Abnahme der Sekretion von Magensäure – konnten mit Propolis und Gelée Royale nachgewiesen werden (Belostotskiĭ 2009).

Aufgrund der antibakteriellen Wirkung wird Gelée Royale vielfach auch bei Durchfallerkrankungen mit Escherichia coli eingesetzt. Da Gelée Royale relativ teuer und daher in vielen Ländern für die meisten Patienten unerschwinglich ist, wird nach möglichen Mischungsprodukten gesucht. So wurde z.B. in einer algerischen Studie festgestellt, dass Stärke ein probates Mittel ist, um Gelée Royale zu mischen und gute antibakterielle Wirkungen zu erzielen (Boukraâ 2009).

Mundhygiene

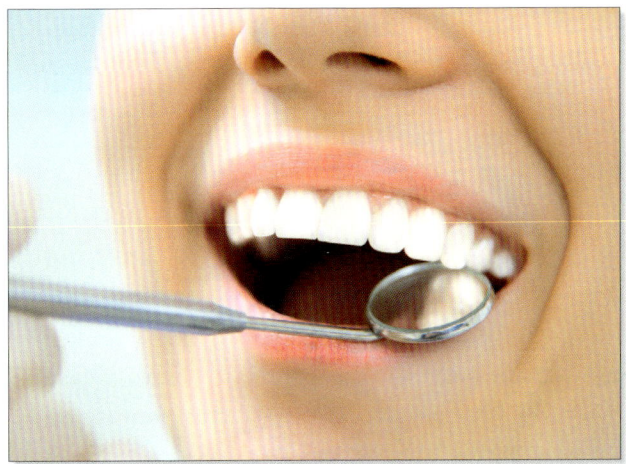

Gelée Royale bekämpft krankmachende Bakterien im Mundraum

In der Naturheilkunde gelten Bienenprodukte wegen ihrer zum Teil antibakteriellen Wirkstoffe in der äußerlichen Anwendung schon seit Langem als probates Mittel zur Verbesserung der Mundhygiene. Diese Wirkung auf die Mundflora konnte in neueren Studien auch wissenschaftlich bestätigt werden. Auch hier spielt wieder die nur im Gelée Royale vorkommende Fettsäure 10-HDA aufgrund ihrer antibakteriellen Eigenschaften eine entscheidende Rolle.

Die Mundflora wird ebenso wie die Darmflora von zahlreichen nützlichen, aber leider oftmals auch krankmachenden (= pathogenen) Bakterien besiedelt. Eines dieser Bakterien ist Streptococcus mutans, das mit Vorliebe die Weichteile des Mundes einschließlich der Zunge, des Gaumens und der Wangenschleimhaut besiedelt und eine unrühmliche Rolle bei der Entstehung von Krankheiten und Karies spielt. In einer Studie der Medizinischen Universität Teheran wurde untersucht, welche Auswirkung 10-HDA aus Gelée Royale auf das krankmachende Bakterium S. mutans hat. Das Ergebnis: Das Gelée Royale beeinträchtigte deutlich die Fähigkeit der pathogenen Bakterien, an der Mundschleimhaut anzuhaften, und verhinderte so signifikant deren Ausbreitung (Yousefi 2012).

Muskelabbau, altersbedingt

Dass Gelée Royale gerade älteren und schlappen Menschen zu mehr Kraft und Vitalität verhilft, wurde bereits an mehreren Stellen dieses Buches dargestellt. Ein ganz konkreter Nachweis, wie Gelée Royale den Körper vor allem älterer Menschen kräftigt, bezieht sich auf den altersbedingten Verlust von Muskelmasse und Kraft – die sogenannte Sarkopenie. Bereits ab dem 50. Lebensjahr verliert der Mensch im Durchschnitt etwa ein bis zwei Prozent seiner Muskelmasse pro Jahr. Dadurch sinkt zwangsläufig auch die Muskelkraft um etwa 1,5 Prozent – nach dem 60. Lebensjahr sogar um 3 Prozent pro Jahr. Die Sarkopenie muss nicht unbedingt eine Gewichtsabnahme bedeuten, denn die Fettmasse verändert sich dadurch nicht.

Eine wichtige Rolle bei diesem altersbedingten Muskelschwund spielen die Muskelsatellitenzellen, deren Anzahl und Funktionsfähigkeit abnimmt. An der Medizinischen Universität von Tianjin konnten chinesische Wissenschaftler kürzlich im Tierversuch aufzeigen, dass mit Gelée Royale behandelte Mäuse weniger Muskelmasse verloren und eine bessere Regenerationsfähigkeit verletzter Muskeln aufwiesen als die Mäuse einer Kontrollgruppe. Durch das Gelée Royale verbesserte sich u.a. die Funktionsfähigkeit der Muskelsatellitenzellen und die sogenannte Zellproliferationsrate, also die

Verbesserung der Neubildung von Gewebe. Die Forscher schließen aus, dass die Einnahme von Gelée Royale einen positiven Effekt auf den altersbedingten Muskelabbau hat (Niu 2013).

Nervenkrankheiten

Gelée Royale wird auch gerne mal als Nervennahrung bezeichnet. Grund dafür ist die Fülle an wertvollen Inhaltsstoffen, die sich positiv auf Geist und Psyche auswirken. Gelée Royale wirkt sich darüber hinaus auch ganz konkret auf die Gesundheit unseres Nervensystems aus. Japanische Wissenschaftler haben herausgefunden, dass die Einnahme von Gelée Royale die Neurogenese fördert, also die Neubildung von Nervenzellen, insbesondere der sogenannten Körnerzellen. Gelée Royale wird aufgrund dieser regenerativen Wirkung als vielversprechender Weg zur Besserung neuronaler und damit kognitiver Funktionen angesehen (Hattori 2011). Auch bei traumatischen Rückenmarksverletzung entfaltet Gelée Royale offenbar eine neuroprotektive – also nervenzellschützende – Wirkung. Bei traumatischen Rückenmarksverletzungen kann im Blut, in der Gehirnflüssigkeit (Liquor) und im Gewebe eine Erhöhung der Lipidperoxidation und eine Verringerung der Aktivitäten des enzymatischen und nicht- enzymatischen antioxidativen Abwehrsystems festgestellt werden. Zudem sterben mehr Zellen ab (Apoptose). Türkische Neurochirurgen konnten im Tierversuch feststellen, dass die Einnahme von Gelée Royale in vielen Fällen die Lipidperoxidation verhinderte und gleichzeitig endogene enzymatische oder nicht-enzymatische antioxidative Abwehrsysteme aktivierte. Darüber verringerte Gelée Royale die Zellsterberate deutlich (Aslan 2012).

Neurodermitis

Neurodermitis, auch atopisches Ekzem genannt, ist eine stark juckende, entzündliche Hauterkrankung, deren Häufigkeit in den letzten Jahrzehnten leider deutlich zugenommen hat. Symptome sind gerötete Hautstellen mit Schuppung und Bläschenbildung. Die Krankheit tritt häufig bereits in der frühen Kindheit oder in der Pubertät auf. Bei der Entwicklung der Neurodermitis spielen genetische Faktoren eine Rolle, d.h., wenn ein oder gar beide Elternteile Neurodermitiker sind, ist die Wahrscheinlichkeit, dass sich beim Kind eine Neurodermitis entwickelt, deutlich höher. Auslösende und begünstigende Faktoren sind Kleidung aus Wolle oder Synthetik, Kontakt zu Umweltallergenen und Reinigungsmitteln, bestimmte Inhaltsstoffe in Nahrungsmitteln, Schweiß und Stress.

Neuere Forschungen haben gezeigt, dass in biochemischer Hinsicht bestimmte Zytokine, also Botenstoffe im Körper, bei der Entwicklung der Neurodermitis eine Rolle spielen. In einer japanischen Studie konnte im Tierversuch gezeigt werden, dass die orale Verabreichung von Gelée Royale genau diese Zytokine runterreguliert. Das Gelée Royale hemmte die Entwicklung der Neurodermitis-ähnlichen Hautveränderungen bei den Versuchstieren und verringerte deutlich die entsprechenden Symptome (Taniguchi 2003).

Osteoporose

Bei der kräftigenden und stärkenden Wirkung von Gelée Royale muss auch ausdrücklich das Knochengerüst einbezogen werden. Die häufigste Knochenerkrankung in Mitteleuropa ist die Osteoporose oder auch „Knochenschwund". Dass unsere Knochenmasse bis zum 40. Lebensjahr zu und ab dann kontinuierlich abnimmt, ist leider durch den Alterungsprozess bedingt. Dabei baut unser Körper jedes Jahr etwa ein halbes bis ein Prozent der Knochenmasse ab. Bei Osteoporose nimmt die Knochenmasse jedoch über dieses natürliche Maß hinaus ab: Die Betroffenen verlieren mehr Knochenmasse als ein gesunder Mensch. Durch Knochenschwund verliert das Skelett an Stabilität, wodurch das Risiko für Knochenbrüche steigt. In den meisten Fällen tritt die Osteoporose bei Frauen nach den Wechseljahren als postmenstruale Osteoporose und bei beiden Geschlechtern nach dem 70. Lebensjahr als Altersosteoporose auf.

Es liegen mittlerweile viele Studien vor, die Gelée Royale eine positive Wirkung auf die Knochendichte bescheinigen. So konnten türkische Mediziner im Tierversuch nachweisen, dass sich bei den Versuchstieren nach einer 12-wöchigen Gabe von Gelée Royale die Knochenmineraldichte (Calcium- und Phosphat-Spiegel im Knochengewebe) der Lendenwirbelsäule und des Oberschenkelknochens signifikant erhöht hatte (Kafadar 2012). Japanische Wissenschaftler konnten zudem zeigen, dass Gelée Royale als Ganzes oder in Form einzelner Komponenten auf andere Faktoren einwirkt, die Osteoporose begünstigen. Zum einen stimuliert Gelée Royale die knochenbildenden Zellen, die Osteoblasten (Narita 2006), zum anderen hat Gelée Royale positive Effekte auf die Mineralisierung und wirkt auf diese Weise knochenneubildend bzw. osteoinduktiv (Yanagita 2011).

In einer anderen japanischen Studie wurde die Hypothese aufgestellt, dass Gelée Royale wegen seines Testosterongehalts und der Entfaltung von Steroidhormon-Aktivitäten auch positive Auswirkungen auf die Osteoporose haben müsste. Dazu wurden Ratten die Eierstöcke entfernt, was dazu führte, dass sich deren Knochenmineraldichte um 24 Prozent verringerte. Bei der anschließenden Gabe von Gelée Royale erholte sich die Knochenmineraldichte zu 100 Prozent. Die Forscher schlussfolgern aus den Ergebnissen dieser Studie, dass Gelée Royale bei der Verhinderung der Entwicklung von Knochenschwund fast genauso wirksam ist wie das weibliche Geschlechtshormon Östradiol. Hinzu kommt, dass Gelée Royale die Kalziumaufnahme im Darm verbessert und dadurch der Osteoporose entgegenwirkt (Hidaka 2006).

Sexualität

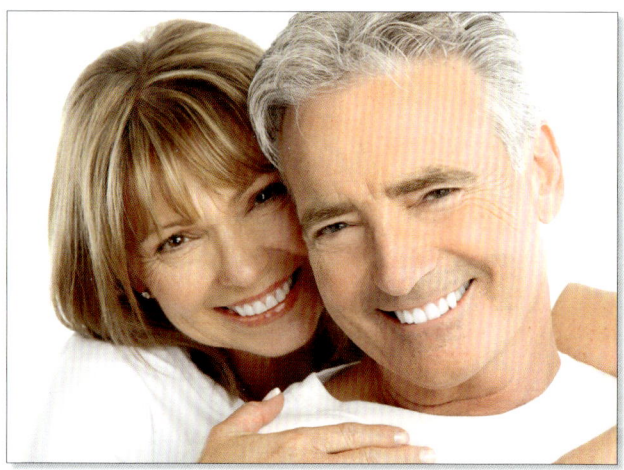

Gelée Royale gibt der Partnerschaft mehr Pfiff

Wenn man weiß, welche unglaubliche Wirkung Gelée Royale auf die Fruchtbarkeit der Bienenkönigin hat, dann liegt es nahe, eine solche Wirkung auf die Sexualfunktion auch des Menschen zu vermuten. Zumindest was die Fruchtbarkeit angeht, gibt es eine Studie mit 99 Paaren, die nachweisen konnte, dass Gelée Royale die Spermienbeweglichkeit verbessert und somit die Fruchtbarkeit erhöht. (Abdelhafiz 2008). Zur Wirkung von Gelée Royale auf die Fruchtbarkeit der Damen und die Potenz der Herren liegen hingegen (noch) keine klinischen Studien vor. Allerdings kann davon ausgegangen werden, dass die positiven Effekte von Gelée Royale im Hinblick auf Kraft, Vitalität und Lebensfreude sich auch beim Sexualleben bemerkbar machen. Oft sind die Ursachen für ein unausgefülltes Sexualleben weniger organischer als psychischer Natur: Überforderung und Stress im Alltag, Versagensängste, depressive Verstimmungen. Und genau hier setzt Gelée Royale an: Östrogenartige Hormone wie Acetylcholin stimulieren die sexuellen Funktionen, dämpfen lustfeindliche Stresshormone, fördern mehr Gelassenheit und Entspannung und aktivieren die Energiereserven – sowohl bei der Frau als auch beim Mann.

Wechseljahre

Gelée Royale gilt schon seit langer Zeit als probates Mittel gegen Wechseljahresbeschwerden. Hierzu zählen vor allem Schlaflosigkeit, Schweißausbrüche, Hitzewallungen und eine gereizte Stimmung. Ursache ist das Nachlassen der Produktion von Geschlechtshormonen im weiblichen Körper. Weil weniger Östrogen produziert wird, sendet das Gehirn vermehrt Botenstoffe an die Eierstöcke, damit Östrogen ausgeschüttet wird. Dies bringt benachbarte Gehirnregionen, die für die Temperaturregelung und die Gefühlswelt verantwortlich sind, aus dem Gleichgewicht.

In dieser Situation können pflanzliche Hormone, so genannte Phytoöstrogene, Linderung verschaffen. Die positive Wirkung von Gelée Royale bei Wechseljahresbeschwerden wird daher folgerichtig auf dessen östrogene Aktivitäten zurückgeführt. In einer Studie konnte gezeigt werden, dass das Gelée Royale mit den menschlichen Östrogen-Rezeptoren interagiert (Mishima 2005). Auch aufgrund des Steroidgehaltes in Gelée Royale wird empfohlen, es bei postmenstrualen Beschwerden einzusetzen. Klinische Studien zeigen hier Verbesserungen nach einer Behandlung mit Gelée Royale (Miyata 2007). Eine bulgarische Anwendungsbeobachtung hat ergeben, dass die Verabreichung eines Gelée-Royale-Produktes die klimakterischen Beschwerden der teilnehmenden Frauen signifikant verbessern konnte (Georgiev 2004).

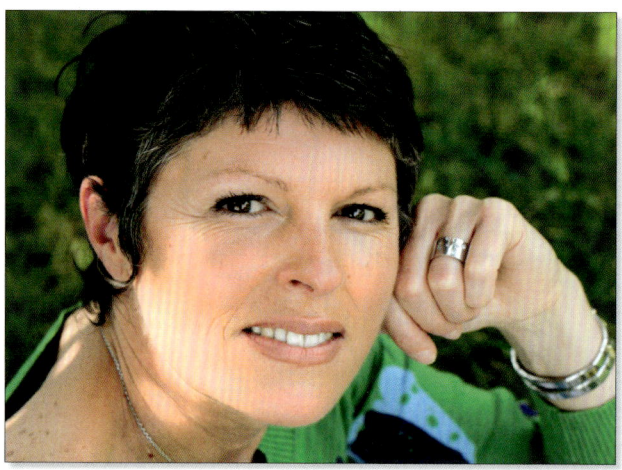

Wechseljahresbeschwerden können mit Gelée Royale gemildert werden

Dosierungsempfehlungen

Für die innere Anwendung von Gelée Royale gelten als Richtwert für eine Tagesdosis mindestens 200 Milligramm. Eine optimale Dosierung liegt zwischen 600 und 1000 Milligramm. Da eine Dosierung solch kleiner Mengen problematisch ist, wird Gelée Royal in der Regel mit anderen Substanzen gemischt, meist mit Honig. Daneben gibt es weitere Stoffe, die ein sinnvolles und wirkungsvolles Additiv darstellen. Dazu gehören Pollen, Propolis-Extrakt, Eukalyptusöl, Pfefferminzöl und Weizenkeimextrakt. Eine besonders wertvolle Mischung ist die Kombination von Gelée Royale mit Enzym-Hefezellen, denn auf diese Weise ergänzen sich zwei bioaktive und vitalstoffreiche Natursubstanzen zu einem einzigartigen Lebenselixier (s. Kasten). In dieser Darreichungsform ist Gelée Royale gut dosierbar.

Menschen, die auf Bienenprodukte allergisch reagieren, sollten vom Verzehr von Gelée Royale absehen.

Darreichungsformen und Qualität

D a Gelée Royale von den Bienen nicht bevorratet wird und somit nur in kleinen Mengen aus dem Bienenstock geerntet werden kann, steht es in der Natur nicht in großem Umfang zur Verfügung. Frisches Gelée Royale muss als Rohstoff bei 0 bis 5 °C gelagert werden, sonst wird es wegen seines Fettgehaltes schnell ranzig. Zudem verliert es seine Wirkstoffe, wenn es mehr als vier Stunden Licht und Luft ausgesetzt ist. Es ist daher sehr kostbar und wird bei der Verarbeitung oft gestreckt und verfälscht. Im Handel liegt Gelée Royale in der Regel entweder gefriergetrocknet (um es haltbar zu machen) als Lyophilisat, in Kapselform oder in Mischungen mit Met und Honig vor. Nur wenige Nahrungsergänzungshersteller verwenden frisches Gelée Royale.

Therapeuten und Verbraucher sollten auch darauf achten, dass das Gelée Royale in dem Endprodukt in Bioqualität vorliegt – nicht nur wegen der besseren Bioverfügbarkeit, auch weil das Biosiegel sicher stellt, dass das Gelée Royale schonend gewonnen wird. Denn die Entfernung der Königin und deren Ersatz durch mehrere Königinnenwaben mit Larven bedeuten für das Bienenvolk erheblichen Stress. Bei der Gewinnung von Bio-Gelée Royale wird nur auf die geringen Mengen zugegriffen, die im Rahmen der natürlichen Völkervermehrung anfallen. Dadurch verteuert sich das Gelée Royale natürlich, was sich auch in den entsprechenden Endprodukten niederschlägt.

Die Bioverfügbarkeit, also die Fähigkeit des Organismus, das Gelée Royale aufzunehmen und zu verwerten, kann durch die Kombination mit Enzym-Hefezellen entscheidend verbessert werden. Diese Kombination ist auch im Hinblick auf die Wirksamkeit am besten (s. Kasten).

Auch für die äußere Anwendung liegt Gelée Royale in vielen Darreichungsformen vor, wie Hautcremes, Hautkuren, Seren, Lotionen usw. Ziel der kosmetischen Präparate mit Gelée Royale ist neben der Förderung der Wundheilung vor allem die Verlangsamung des Hautalterungsprozesses.

Weil Gelée Royale über die Anregung der Leber und anderer biochemischer Vorgänge die Ausleitung von Giftstoffen aus dem Körper fördert, ist es sinnvoll, mindestens zwei mal im Jahr eine Kur mit Gelée Royale durchführen und dabei den Leberbereich warm zu halten. Das Ausschwemmen von Stoffwechselendprodukten (»Schlacken«) wird durch die Zufuhr von reichlich Flüssigkeit wie Wasser oder Tee noch zusätzlich gefördert.

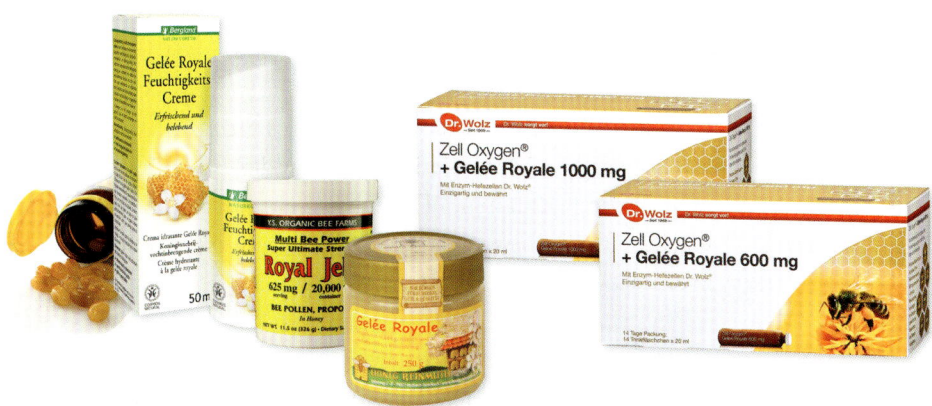

Gelée Royale gibt es in vielen verschiedenen Darreichungsformen

Gelée Royale und Enzym-Hefezellen

Beim Einsatz von Gelée Royale in der Naturheilkunde stellt sich für den Apitherapeuten eine ganz praktische Frage: Als Richtwert für eine therapeutische Tagesdosis gelten mindestens 200 – optimal wären rund 600 bis 1000 Milligramm, Gelée Royale. Eine Dosierung solch kleiner Mengen ist in der Praxis problematisch. Daher wird Gelée Royal in der Regel mit anderen Substanzen gemischt. Bei der Frage, welche Natursubstanz ein für Gelée Royale sinnvolles und wirkungsvolles Additiv ist, stößt man immer wieder auf Enzym-Hefezellen: Die Kombination von Gelée Royale und Enzym-Hefezellen hat sich in der naturheilkundlichen Praxis schon seit vielen Jahrzehnten als äußerst sinnvoll und wirksam bewährt. Warum?

Auch Präparate mit Enzym-Hefezellen gelten seit 40 Jahren als wertvolles Aufbaupräparat, da auch sie eine Fülle von Vitalstoffen enthalten und in einem hohen Maße bioverfügbar sind. Der Grund liegt darin, dass die Hefezelle der menschlichen Zelle zu 70 Prozent gleicht. Das bedeutet, dass sie – im Gegensatz zu pflanzlichen oder tierischen Zellen – auch sämtliche Vitalstoffe enthält, die die menschliche Zelle benötigt. Um nun aus einer Hefezelle eine Enzym-Hefezelle zu gewinnen, ist ein spezielles Sauerstoff-Fermentation-Verfahren notwendig, das die biochemische Umwandlung von biologischen Stoffen durch Hefe und Enzyme ermöglicht.

Durch diese spezielle, mehrtägige Fermentation wird den natürlichen Nährstoffsubstanzen und Vitalstoffen bei 32 Grad Celsius Sauerstoff zugeführt. Dadurch entstehen die Enzym-Hefezellen, welche die wertvollen Inhaltsstoffe der Enzym-Hefen biologisch aktiv erhalten. Diese können vom menschlichen Körper wesentlich leichter aufgenommen werden als synthetische Stoffe.

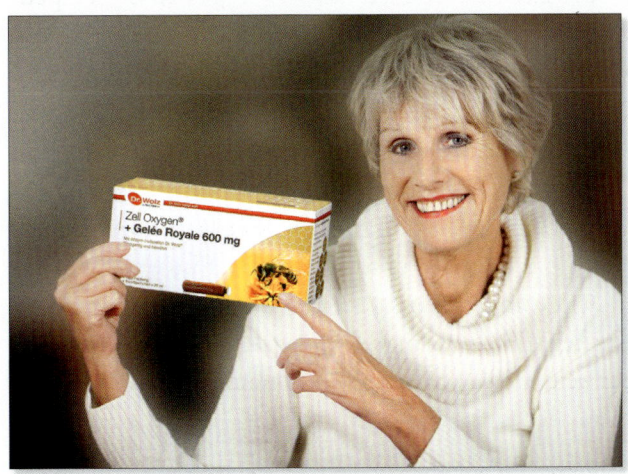

Enzym-Hefezelle setzen also direkt an der Basis unserer Gesundheit – nämlich an der Zelle – an. Die Enzym-Hefe wächst als Reinkultur unter optimalen aeroben Bedingungen, so dass sie sämtliche Enzyme, Vitamine, Mineralstoffe und Spurenelemente einer aktiven Zelle enthält.

Jede einzelne Enzym-Hefezelle enthält ein derart reiches Wirkspektrum dieser Stoffe, dass man sie auch als biologisches Laboratorium bezeichnen kann: Aminosäuren, Mineralstoffe, Vitamine, darunter vor allem den

Vitamin-B-Komplex und Vitamin E, Spurenelemente (v.a. Selen) und wichtige Verdauungs- und Entgiftungsenzyme wie Katalyse, Proteasen, Invertase, Cytochromoxidase, Superoxiddismutase und viele andere. Diese Wirkstoffe verbessern die Sauerstoffverwertung der Körperzellen, unterstützen den natürlichen Stoffwechsel sowie die Entgiftung und erhalten und stärken so das natürliche Abwehrsystem.

Enzym-Hefezellen sind im Grunde ähnlich wie das Gelée Royale eine Art Lebenselixier für die Mitochondrien, nur statt auf pflanzlicher Basis eben auf Basis von Hefe, des kleinsten Heilpilzes der Welt: Sie schützen die Zelle vor freien Radikalen und sind eine wesentliche Nahrung für die Zelle. Leistungsfähigkeit und Abwehrkraft werden in hohem Maße erhöht. An der Universität Freiburg wurde der Einfluss einer sechswöchigen Gabe von Enzym-Hefezellen auf die körperliche Leistungsfähigkeit und den Zellstress bei einer Gruppe von Ausdauersportlern untersucht. Die Ergebnisse haben eine optimale Sauerstoffverwertung in Verbindung mit einer Verbesserung der muskulären Leistungsfähigkeit und einer Verringerung des oxidativen Stress festgestellt (Berg 1997). In weiteren Studien konnte die positive Wirkung der Einnahme von Enzym-Hefezellen auf das Immunsystem und den gesundheitlichen Allgemeinzustand nachgewiesen werden (Berg 2010, Dartsch 2010).

Vor diesem Hintergrund offenbaren sich Enzym-Hefezellen als optimale Kombination zu Gelée Royale. Denn auch beim Gelée Royale ist ein wesentlicher Wirkmechanismus dessen Enzymaktivität.

Dieses kann durch die Enzyme der Hefezellen deshalb gut ergänzt werden kann, weil diese nahezu identisch mit den körpereigenen Enzymen sind. Zudem haben Enzym-Hefezellen b-Glucane als Zellwandbestandteile, deren bemerkenswerte Fähigkeit zur Immunmodulation bereits in vielen Studien nachgewiesen wurde (z.B. Vetvicka 2009). Hauptgrund für die biologische und gesundheitsfördernde Wirkung des Gelée Royale ist jedoch ebenso wie bei den Enzym-Hefezellen keine eigentliche Schlüsselsubstanz, sondern die Synergie aus biologischer Reinheit und der Vielzahl von Spurenbestandteilen, die kein Mono- oder Kombinationspräparat haben kann. Bei beiden Substanzen garantiert der Herstellungsprozess (hier die Futtersaft- und Oberkieferdrüsen der Bienen, dort die Sauerstoff-Fermentation), dass die Vitalstoffe unzerstört und naturbelassen vorliegen und daher über eine Bioverfügbarkeit verfügen, die in dieser Form bei kaum einer anderen Substanz zu finden ist.

Bei einer Kombination aus Gelée Royale und Enzym-Hefezellen ergänzt sich somit die Kraft der Pflanzen und Bienen (Phytosterine und Enzyme) mit der Kraft der Pilze (Enzym-Hefe) zu einem höchst wirkungsvollen Aufbau- und Kräftigungsmittel, das Abwehrkräfte stärkt und Wohlbefinden sowie Leistungsfähigkeit gerade von Kranken oder Älteren sowie seelisch und körperlich stark beanspruchten Menschen deutlich verbessert. Ein besonderen Einsatzbereich solcher Kombinationspräparate (z.B. Zell Oxygen® Gelée Royale von Dr. Wolz) stellt zudem die adjuvante Krebsbehandlung dar.

Gerade nach Strahlen- und/oder Chemotherapien sind die Patienten stark geschwächt. Sie leiden oft unter Cancer Fatigue und Malappetenz, ihr Immunsystem ist beeinträchtigt und eine hohe Anzahl freier Sauerstoffradikaler im Körper greift die gesunden Zellen an. In dieser kritischen Phase der Unterversorgung mit wichtigen Vitalstoffen trägt ein Präparat aus Gelée Royale und Enzym-Hefezellen in hohem Maß zur Regeneration und Verbesserung der Lebensqualität bei. Es versorgt den Körper mit einer Fülle an hoch bioverfügbaren Vitalstoffen, unterstützt die Entgiftung und Sauerstoffverwertung, stärkt das Immunsystem und verhilft zu mehr Vitalität und Energie.

Warum Gelée Royale unserem Körper so gut tut

Wie die Muttermilch der Säugetiere enthält Gelée Royale alles, was die Bienenlarve für ihre gesunde Entwicklung braucht. Während aber die normale Bienenlarve das Gelée Royale nur drei Tage lang als Kraftnahrung bekommt und anschließend auf Honig und Pollen umsteigt, wird die Bienenkönigin ein Leben lang mit dem Weiselfuttersaft gefüttert. Das Gelée Royale bringt sie in die Lage, täglich 2.000 bis 3.000 Eier legen. Zudem verlängert sich ihr Leben um ein Vielfaches der Zeit, die eine Arbeiterin lebt. Diese schier unglaubliche Veränderung, die Gelée Royale bei einer Bienenlarve hervorruft, war für viele Therapeuten und Wissenschaftler der Grund dafür, zu erforschen, ob sich dieses Bienenprodukt auch auf den menschlichen Organismus positiv auswirkt.

Das Ergebnis: positiv. Zahlreiche Anwendungsbeobachtungen aus der naturheilkundlichen Praxis – über viele Jahrzehnte hinweg – untermauert durch eine steigende Zahl wissenschaftlicher Studien zeigen, dass Gelée Royale dem Menschen gut tut. Auch wenn die genauen Gründe hierfür noch nicht abschließend identifiziert werden konnte, so liefern die in diesem Buch vorgestellten Forschungsergebnisse doch viele Hinweise auf die biochemischen und medizinischen Hintergründe und Wirkungen auf den Organismus.

Zentral dürfte hier die Fülle an enzymatisch aufgeschlossenen und in einer hoch bioverfügbaren Form vorliegenden Inhaltstoffe sein, die sich durch antibakterielle, antientzündliche und antioxidative Eigenschaften auszeichnen. Besondere – nur im Gelée Royale – vorkommende Peptide unterstützen die Einzigartigkeit dieser Natursubstanz. Letztlich ist das Rätsel um die Gründe für die gesundheitsfördernden Wirkungen von Gelée Royale noch nicht abschließend gelöst. Entscheidend ist aber: Gelée Royale tut zahlreichen Menschen überall auf der Welt einfach unheimlich gut!

Angiogenese

Entstehung neuer Blutgefäße (pathogen zur Versorgung von Tumoren)

antibakteriell

gegen Bakterien gerichtet

antiinflammatorisch

entzündungshemmend

antioxidativ

in der Lage, freie Radikale zu binden

antitumoral

gegen Tumore wirksam

Apitherapiee

Naturheilkunde mit Bienenprodukten

Apitherapeut

Therapeut, der mit Bienenprodukten arbeitet

Apipunktur

Akupunkturmethode, bei welche der Bienenstachel als „Akupunkturnadel" genutzt wird

Atherosklerose

Ablagerung von Fett, Thromben, Bindegewebe und Kalk in den Blutgefäßen

Bioverfügbarkeit

bezeichnet die Menge eines Wirkstoffes, die nach Verdauungsprozess und Zirkulation im Blut tatsächlich ankommt

Cancer Fatigue

anhaltende Schwäche und Abgeschlagenheit bei Krebspatienten

Co-Enzyme
„Hilfs-Enzyme", die im Stoffwechsel nötig sind, damit Enzyme ihre Wirkung entfalten können

hypolipidämisch
erhöhte Blutfettwerte

endogene
innerlich

Enzyme
Eiweißstoffe, die Stoffwechselreaktionen steuern

Enzym-Hefezellen
spezielle, besonders enzym- und vitalstoffreiche sowie hoch bioverfügbare Hefezellen, die mithilfe des Sauerstoff-Enzym-Fermentationsverfahrens hergestellt werden

Epigenetik
Spezialgebiet der Biologie, das erforscht, welche Faktoren die Aktivität eines Gens und damit die Entwicklung der Zelle festlegen und ob bestimmte Festlegungen an die Folgegeneration vererbt werden

Erythropoese
Bildung roter Blutkörperchen (Erythrozyten)

Fibroblasten
hautbildende Zellen

freie Radikale
instabile und hoch reaktive Atome, die Zellmembrane schädigen und DNA zerstören

Genexpression
Vorgang, bei dem die genetische Information umgesetzt und für die Zelle nutzbar gemacht wird

gentoxisch
das Erbgut schädigend oder verändernd

HDL
High-Density-Lipoprotein, transportiert Cholesterin von den Körperzellen zur Leber

hepatoprotektiv
die Leber(zellen) schützend

Histamin
Hormon, das eine wichtige Rolle bei Entzündungsprozessen spielt

histologische
das Gewebe betreffend

histopathologisch
betrifft krankhafte Veränderungen im Gewebe

Homöostase
physiologisches Streben nach Einhaltung eines Gleichgewichts im Organismus

hypertensiv
den erhöhten Blutdruck betreffend

Hypertoniker
Patient mit Bluthochdruck

hypocholesterolämisch
erhöhte Cholesterinwerte

Immunglobuline
Antikörper (Abwehrzellen), die sich an Krankheitserreger anheften und sie auf diese Weise markieren, so dass sie von den Fresszellen gefunden und gefressen werden können

Immunmodulation
positive Beeinflussung des Immunsystems durch bestimmte Substanzen

In-vitro
„im Reagenzglas" – Studie, deren Reaktionen außerhalb des Organismus stattfinden

In-vivo
Studien, bei denen die Reaktionen im lebendigen Organismus ablaufen

LDL
Low Density Lipoprotein – transportiert vom Körper selbst gebildetes Cholesterin von der Leber zu den Geweben

Makrophagen
Sonderform der weißen Blutkörperchen („Fresszellen"), die Fremdkörper und Zelltrümmer abbauen

Malappetenz
Mangelnder Appetit aufgrund von Alter oder Erkrankung

Meta-Studie
kombiniert eine Vielzahl von Studien zu einer Zusammenschau

Neurogenesee
Bildung von Nervenzellen

neuroprotektiv
die Nerven(zellen) schützend

osteoinduktiv
die Knochenneubildung anregend

pathogen
krankmachend

pharmakologisch
Medikamente betreffend

photoprotektiv
schützend vor UV-Strahlen und ihren negativen Folgen

Phytohormone
pflanzliche Hormone

Plaques
hier: Ablagerung in Blutgefäßen

Proband

Versuchsperson in einem Experiment

proinflammatorisch

entzündungserregend

Protease

Enzyme, die andere Enzyme, Proteine und Polypeptide abbauen

Rekonvaleszenz

schrittweise Wiederherstellung der Gesundheit nach einer Erkrankung

Royalisin

antimikrobielles Peptid aus dem Gelée Royale

Statine

Medikamente zur Senkung des Cholesterinspiegels

Supplementierung / Supplementation

gezielte und ergänzende Versorgung mit einzelnen Vitalstoffen zusätzlich zur normalen Nahrung

Symptomatik

Gesamtheit aller bei einer Erkrankung auftretenden Symptome

Toxizität

Giftigkeit

Transkriptionsfaktoren

DNA-bindende Proteine

traumatisch

aufgrund von Verletzungen

Vitalstoffe

Bezeichnung für alle für die Gesundheit des menschlichen Organismus notwendigen und förderlichen Substanzen (außer Eiweiß, Kohlenhydrate und Fett)

Weisel

Bienenkönigin

Weiselfuttersaft

anderer Begriff für Gelée Royale

Zytokine

Proteine, die für die Kommunikation der Immunabwehrzellen (Leukozyten) untereinander notwendig sind

Bezugsquellen

Bienenprodukte können direkt beim Imker oder in Apotheken und Reformhäusern erworben werden. Informationen zum Kombinationspräparat mit Enzym-Hefezellen erhält man unter www.wolz.de (Tel.: 06722-56100).

Apitherapie

Deutscher Apitherapiebund e.V. (DAB)
Weidenbachring 14
82362 Weilheim-Marnbach
Telefon: +49 881 9245 1395
Telefax: +49 881 909 5730
Internet: www.apitherapie.de

Österreichische Gesellschaft für Apitherapie (ÖGA)
Georg-Coch-Platz 3/11 a, 1010 Wien, Österreich
Tel. 0664 4766902, E-mail: tonir@aon.at
www.apitherapie.at

Rumänische Gesellschaft für Apitherapie
Societatea Romana de Apiterapie
str. Nucilor nr 3, Jilava, jud. Ilfov, cod postal 077120, Romania.
E-mail: secretariat@apiterapie.ro
www.Apiterapie.ro

Internationaler Verband für Apitherapie
www.Api-Terra.org

Literatur

Aslan, A. et al.: Royal jelly can diminish secondary neuronal damage after experimental spinal cord injury in rabbits. In: Food Chem Toxicol. 2012 Jul;50(7):2554-9. doi: 10.1016/j.fct.2012.04.018. Epub 2012 Apr 17.

Abdelhafiz AT et Muhamad JA.: Midcycle pericoital intravaginal bee honey and royal jelly for male factor infertility. In: Int J Gynaecol Obstet. 2008 May;101(2):146-9. doi: 10.1016/j.ijgo.2007.11.012. Epub 2008 Jan 28.

Azab, K.S. et al.: Royal jelly modulates oxidative stress and tissue injury in gamma irradiated male Wister Albino rats. In: N Am J Med Sci. 2011 Jun;3(6):268-76. doi: 10.4297/najms.2011.3268.

Belostotskiï, N.I. et al.: Influence of honey, royal jelly and propolis on accelerating acetate healing of experimental gastric ulcers in rats. In: Eksp Klin Gastroenterol. 2009;(6):46-50.

Berg, A., u.a.: Wirkung eines biologischen Kombinationspräparates auf Enzym-Hefezellbasis auf Muskelstress und Immunsystem. Medizinische Universitätsklinik Freiburg, publ. In Deutsche Zeitschrift für Sportmedizin Dezember 1997

Berg, A. u.a.: Wirkung einer Nahrungsergänzung auf Basis von Enzym-Hefezellen auf Immunreaktion und oxidativen Stress bei klinisch gesunden Personen. Universitätsklinikum Freiburg 2010

Bincoletto, C. at al.: Effects produced by Royal Jelly on haematopoiesis: relation with host resistance against Ehrlich ascites tumour challenge. In: Int Immunopharmacol. 2005 Apr;5(4):679-88.

Bjornsson, H.T. et al.: Intra-individual change over time in DNA methylation with familiar clustering. JAMA 299 (2008) 2877-2883.

Bogdanov, S.: Gelée Royale. Schweizerisches Zentrum für Bienenforschung, Bern 1999

Bogdanov, S. u. Gallmann, P.: Bienenprodukte und Gesundheit 2006, ALP forum Nr.41 d, http://www.agroscope.admin.ch/imkerei/01810/index.html?lang=de

Bogdanov, S,: A Short History of Honey, Bee product Science, www.beehexagon.Net 2009

Boukraâ, L. et al.: Synergistic effect of starch and royal jelly against Staphylococcus aureus and Escherichia coli. In: J Altern Complement Med. 2009 Jul;15(7):755-7. doi: 10.1089/acm.2008.0483.

Calli, C. et al.: Effectiveness of royal jelly on tympanic membrane perforations: an experimental study. In: J Otolaryngol Head Neck Surg. 2008 Apr;37(2):179-84.

Cavuşoğlu, K. et al.: Royal jelly (honey bee) is a potential antioxidant against cadmium-induced genotoxicity and oxidative stress in albino mice. In: J Med Food. 2009 Dec;12(6):1286-92. doi: 10.1089/jmf.2008.0203.

Cemek, M. et al.: Protective potential of Royal Jelly against carbon tetrachloride induced-toxicity and changes in the serum sialic acid levels. In: Food Chem Toxicol. 2010 Oct;48(10):2827-32. doi: 10.1016/j.fct.2010.07.013. Epub 2010 Jul 15.

Cemek, M. et al.: Serum and liver tissue bio-element levels, and antioxidant enzyme activities in carbon tetrachloride-induced hepatotoxicity: protective effects of royal jelly. In: J Med Food. 2012 Aug;15(8):747-52. doi: 10.1089/jmf.2012.0010. Epub 2012 Apr 17.

Cihan, Y.B. et al.: Effect of royal jelly on serum trace elements in rats undergoing head and neck irradiation. In: Kulak Burun Bogaz Ihtis Derg. 2013 Jan-Feb;23(1):37-43. doi: 10.5606/kbbihtisas.2013.77753.

Dartsch, P.: Health Benefits of two enzyme yeast cell-based dietary supplements. Institut für zellbiologische Testsysteme Schongau 2010

Deutsches Ärzteblatt. "Vorwurf der Cholesterinlüge entkräftet." 2008; 105(36): S. A-1812

Donadieu, Y.: Gelée Royale. Paris 1986

Duplan, H. et al.: Effects of Hydroxydecine(®) (10-hydroxy-2-decenoic acid) on skin barrier structure and function in vitro and clinical efficacy in the treatment of UV-induced xerosis. In: Eur J Dermatol. 2011 Nov-Dec;21(6):906-15. doi: 10.1684/ejd.2011.1531.

El-Nekeety, A. A. et al.: Efficacy of royal jelly against the oxidative stress of fumonisin in rats. In: Toxicon. 2007 Aug;50(2):256-69. Epub 2007 Mar 30.

Erem, C. et al.: The effects of royal jelly on autoimmunity in Graves' disease. In: Endocrine. 2006 Oct;30(2):175-83.

Fujii, A. *et al.*: Augmentation of wound healing by royal jelly (RJ) in strepto-zotocin-diabetic rats. In: Jpn J Pharmacol. 1990 Jul;53(3):331-7.

Georgiev, D. B. *et al.*: Effects of an herbal medication containing bee products on menopausal symptoms and cardiovascular risk markers: results of a pilot open-uncontrolled trial. In: MedGenMed. 2004 Dec 16;6(4):46.

Grupo Industrialización de Productos de Origen Animal (IPOA): Functional properties of honey, propolis, and royal jelly. Alicante / Spanien 2008

Guo, H. *et al.*: Royal jelly supplementation improves lipoprotein metabolism in humans. In: J Nutr Sci Vitaminol (Tokyo). 2007 Aug;53(4):345-8.

Hattori, N. *et al.*: Royal jelly facilitates restoration of the cognitive ability in trimethyltin-intoxicated mice. In: Evid Based Complement Alternat Med. 2011;2011:165968. doi: 10.1093/ecam/nep029. Epub 2010 Oct 25.

Herold, E. u. Leibold, G: Heilwerte aus dem Bienenvolk München 1991

Hidaka, S. *et al.*: Royal jelly prevents osteoporosis in rats: beneficial effects in ovariectomy model and in bone tissue culture model. In: Evid Based Complement Alternat Med. 2006 Sep;3(3):339-48. Epub 2006 Apr 24.

Honda, Y. et al: Lifespan-extending effects of royal jelly and its related substances on the nematode Caenorhabditis elegans. In: PLoS One. 2011;6(8):e23527. doi: 10.1371/journal.pone.0023527. Epub 2011 Aug 9.

Huang, J. *et al.*: Cancer chemoprevention by targeting the Epigenome. Curr. Drug Targets (2010), Online-Vorabpublikation.

Inoue, S. *et al.*: Royal Jelly prolongs the life span of C3H/HeJ mice: correlation with reduced DNA damage. In: Exp Gerontol. 2003 Sep;38(9):965-9.

Ito, S. *et al.*: Antidepressant-like activity of 10-hydroxy-trans-2-decenoic Acid, a unique unsaturated Fatty Acid of royal jelly, in stress-inducible depression-like mouse model. In: Evid Based Complement Alternat Med. 2012;2012:139140. doi: 10.1155/2012/139140. Epub 2011 Jul 24.

Izuta, H. *et al.*: 10-Hydroxy-2-decenoic acid, a major fatty acid from royal jelly, inhibits VEGF-induced angiogenesis in human umbilical vein endothelial cells. In: Evid Based Complement Alternat Med. 2009 Dec;6(4):489-94. doi: 10.1093/ecam/nem152. Epub 2007 Oct 22.

Jamnik, P. *et al.*: Antioxidative action of royal jelly in the yeast cell. In: Exp Gerontol. 2007 Jul;42(7):594-600. Epub 2007 Feb 20.

Kafadar, I.H. *et al.*: Royal jelly and bee pollen decrease bone loss due to osteoporosis in an oophorectomized rat model. In: Eklem Hastalik Cerrahisi. 2012;23(2):100-5.

Kamakura, M. *et al.*: Changes in hepatic gene expression associated with the hypocholesterolaemic activity of royal jelly. In: J Pharm Pharmacol. 2006 Dec;58(12):1683-9.

Kamakura, M. *et al.*: Antifatigue effect of fresh royal jelly in mice. In: J Nutr Sci Vitaminol (Tokyo). 2001 Dec;47(6):394-401.

Kamakura M.: Royalactin induces queen differentiation in honeybees. In: Nature. 2011 May 26;473(7348):478-83. doi: 10.1038/nature10093. Epub 2011 Apr 24.

Kanbur, M. *et al.*: The effects of royal jelly on liver damage induced by paracetamol in mice. In: Exp Toxicol Pathol. 2009 Mar;61(2):123-32. doi: 10.1016/j.etp.2008.06.003. Epub 2008 Aug 6.

Karaca, T. *et al.*: Effect of royal jelly on experimental colitis Induced by acetic acid and alteration of mast cell distribution in the colon of rats. In: Eur J Histochem. 2010 Oct 21;54(4):e35.

Karaca, T. *et al.*: The effect of royal jelly on CD3(+), CD5(+), CD45(+) T-cell and CD68(+) cell distribution in the colon of rats with acetic acid-induced colitis. In: Allergol Immunopathol (Madr). 2012 Nov-Dec;40(6):357-61. doi: 10.1016/j.aller.2011.09.004. Epub 2011 Nov 23.

Karadeniz, A. *et al.*: Royal jelly modulates oxidative stress and apoptosis in liver and kidneys of rats treated with cisplatin. In: Oxid Med Cell Longev. 2011;2011:981793. doi: 10.1155/2011/981793. Epub 2011 Aug 1.

Kaynar, L. *et al.*: Efficacy of royal jelly on methotrexate-induced systemic oxidative stress and damage to small intestine in rats. In : Afr J Tradit Complement Altern Med. 2012 Apr 2;9(3):412-7.

Kim, J. *et al.*: Royal jelly enhances migration of human dermal fibroblasts and alters the levels of cholesterol and sphinganine in an in vitro wound healing model. Nutr Res Pract. 2010 Oct;4(5):362-8. doi: 10.4162/nrp.2010.4.5.362. Epub 2010 Oct 26.

Kohno, K. *et al.*: Royal jelly inhibits the production of proinflammatory cytokines by activated macrophages. Biosci Biotechnol Biochem. 2004 Jan;68(1):138-45.

Koya-Miyata, S. et al: Identification of a collagen production-promoting factor from an extract of royal jelly and its possible mechanism. In: Biosci Biotechnol Biochem. 2004 Apr;68(4):767-73.

Li, X. *et al.*: Contribution of lipids in honeybee (Apis mellifera) royal jelly to health. In: J Med Food. 2013 Feb;16(2):96-102. doi: 10.1089/jmf.2012.2425. Epub 2013 Jan 25.

Lyko F. *et al.*: The Honey Bee epigenomes: Differential methylation of brain DNA in queens and workers. PLoS Biology 8 (2010) doi: 10.1371/journal.pbio.1000506

Majtan, J. *et al.*: Effect of honey and its major royal jelly protein 1 on cytokine and MMP-9 mRNA transcripts in human keratinocytes. In: Exp Dermatol. 2010 Aug;19(8):e73-9. doi: 10.1111/j.1600-0625.2009.00994.x.

Majtán, J. *et al.*: The immunostimulatory effect of the recombinant apalbumin 1-major honeybee royal jelly protein-on TNFalpha release. In: Int Immunopharmacol. 2006 Feb;6(2):269-78. Epub 2005 Sep 6.

Mannoor, M.K., *et al.*: Honeybee royal jelly inhibits autoimmunity in SLE-prone NZB x NZW F1 mice. In: Lupus. 2009 Jan;18(1):44-52. doi: 10.1177/0961203308094765.

Matsui, T. *et al.*: Gastrointestinal enzyme production of bioactive peptides from royal jelly protein and their antihypertensive ability in SHR. In: J Nutr Biochem. 2002 Feb;13(2):80-86.

Mishima, S. *et al.*: Royal jelly has estrogenic effects in vitro and in vivo. In: J Ethnopharmacol. 2005 Oct 3;101(1-3):215-20.

Miyata T.: Pharmacological Basis of traditional Medicines and Health Supplements
as Curatives. In: J. Pharmacol Sci. 2007, 103: 127-131

Morita, H. *et al.*: Effect of royal jelly ingestion for six months on healthy volunteers. In: Nutr J. 2012 Sep 21;11:77. doi: 10.1186/1475-2891-11-77.

Münstedt, K. *et al.*: Royal jelly reduces the serum glucose levels in healthy subjects.
Münstedt K, Bargello M, Hauenschild A. In: J Med Food. 2009 Oct;12(5):1170-2. doi: 10.1089/jmf.2008.0289.

Münstedt, K. *et al.*: Royal jelly increases high density lipoprotein levels but in older patients only. In: J Altern Complement Med. 2009 Apr;15(4):329-30. doi: 10.1089/acm.2008.0420.

Nakaya, M. et al.: Effect of royal jelly on bisphenol A-induced proliferation of human breast cancer cells. In: Biosci Biotechnol Biochem. 2007 Jan;71(1):253-5. Epub 2007 Jan 7.

Narita, Y. et al.: Royal jelly stimulates bone formation: physiologic and nutrigenomic studies with mice and cell lines. In: Biosci Biotechnol Biochem. 2006 Oct;70(10):2508-14. Epub 2006 Oct 7.

Narita, Y. et al.: Effects of long-term administration of royal jelly on pituitary weight and gene expression in middle-aged female rats. In: Biosci Biotechnol Biochem. 2009 Feb;73(2):431-3. Epub 2009 Feb 7.

Niu, K. et al.: Royal Jelly Prevents the Progression of Sarcopenia in Aged Mice In Vivo and In Vitro. J Gerontol A Biol Sci Med Sci. 2013 May 8. [Epub ahead of print]

Nomura, M. et al.: Effect of long-term treatment with royal jelly on insulin resistance in Otsuka Long-Evans Tokushima Fatty (OLETF) rats. In: Yakugaku Zasshi. 2007 Nov;127(11):1877-82.

Oka, H. et al.: Suppression of allergic reactions by royal jelly in association with the restoration of macrophage function and the improvement of Th1/Th2 cell responses. In: Int Immunopharmacol. 2001 Mar;1(3):521-32.

Okamoto, I. et al.: Major royal jelly protein 3 modulates immune responses in vitro and in vivo. Life Sci. 2003 Sep 5;73(16):2029-45.

Orsolić, N. et al.: Influence of honey bee products on transplantable murine tumours. In: Vet Comp Oncol. 2003 Dec;1(4):216-26. doi: 10.1111/j.1476-5810.2003.00029.x.

Park, H.M. et al.: Royal jelly protects against ultraviolet B-induced photoaging in human skin fibroblasts via enhancing collagen production. In: J Med Food. 2011 Sep;14(9):899-906. doi: 10.1089/jmf.2010.1363. Epub 2011 Aug 3.

Park, H.M., et al.: Royal jelly increases collagen production in rat skin after ovariectomy. In: J Med Food. 2012 Jun;15(6):568-75. doi: 10.1089/jmf.2011.1888. Epub 2012 Apr 2.

Park, Y.J. et al.: Genome-wide epigenetic modifications in cancer. Prog. Drug Res. 67 (2011) 25-49.

Romanelli, A.: Peptides from Royal Jelly: studies on the antimicrobial activity of jelleins, jelleins analogs and synergy with temporins. Department of

Biological Sciences, University of Naples „Frederico II" 2011

Shen, L. *et al.*: Expression of Acc-Royalisin gene from royal jelly of Chinese honeybee in Escherichia coli and its antibacterial activity. In: J Agric Food Chem. 2010 Feb 24;58(4):2266-73. doi: 10.1021/jf902574t.

Shen, L. *et al.*: Mechanism of action of recombinant acc-royalisin from royal jelly of Asian honeybee against gram-positive bacteria. PLoS One. 2012;7(10):e47194. doi: 10.1371/journal.pone.0047194. Epub 2012 Oct 9.

Shen. X. *et al.*: [Effects of lyophilized royal jelly on experimental hyperlipidemia and thrombosis]. [Article in Chinese] In: Zhonghua Yu Fang Yi Xue Za Zhi. 1995 Jan;29(1):27-9.

Siavash, M. *et al.*: The efficacy of topical Royal Jelly on diabetic foot ulcers healing: A case series. In: J Res Med Sci. 2011 Jul;16(7):904-9.

Silici, S. *et al.*: Antioxidative effect of royal jelly in cisplatin-induced testes damage. In: Urology. 2009 Sep;74(3):545-51. doi: 10.1016/j.urology.2009.05.024. Epub 2009 Jul 17.

Simúth, J. *et al.*: Immunochemical approach to detection of adulteration in honey: physiologically active royal jelly protein stimulating TNF-alpha release is a regular component of honey. In: J Agric Food Chem. 2004 Apr 21;52(8):2154-8.

Spork, P.: Epigentik. Der zweite Code im Buch des Lebens. Pharmazeutische Zeitung. 2/2012

Stangaciu, S., Hartenstein, E.: Sanft heilen mit Bienenprodukten. So nutzen Sie die gesunde Kraft von Honig, Propolis, Gelée Royale & Co. Stuttgart 2004

Stocker, A. *et al.*: Trace and mineral elements in royal jelly and homeostatic effects. In: J Trace Elem Med Biol. 2005;19(2-3):183-9. Epub 2005 Oct 24.

Suemaru, K.: Topical application of royal jelly has a healing effect for 5-fluorouracil-induced experimental oral mucositis in hamsters. In: Methods Find Exp Clin Pharmacol. 2008 Mar;30(2):103-6. doi: 10.1358/mf.2008.30.2.1159655.

Sugiyama, T. *et al.*: Inhibitory effect of 10-hydroxy-trans-2-decenoic acid on LPS-induced IL-6 production via reducing IκB-ζ expression. In: Innate Immun. 2012 Jun;18(3):429-37. doi: 10.1177/1753425911416022. Epub

2011 Sep 26.

Sugiyama, T. *et al.*: Royal jelly acid, 10-hydroxy-trans-2-decenoic acid, as a modulator of the innate immune responses. In: Endocr Metab Immune Disord Drug Targets. 2012 Dec;12(4):368-76.

Sugiyama, T. *et al.*: Inhibitory mechanism of 10-hydroxy-trans-2-decenoic acid (royal jelly acid) against lipopolysaccharide- and interferon-β-induced nitric oxide production. In: Inflammation. 2013 Apr;36(2):372-8. doi: 10.1007/s10753-012-9556-0.

Sver, L. *et al.*: A royal jelly as a new potential immunomodulator in rats and mice. In: Comp Immunol Microbiol Infect Dis. 1996 Jan;19(1):31-8.

Tamura, T. *et al.*: [Antitumor effects of royal jelly (RJ)]. [Article in Japanese]. In: Nihon Yakurigaku Zasshi. 1987 Feb;89(2):73-80.

Taniguchi, Y. *et al.*: Oral administration of royal jelly inhibits the development of atopic dermatitis-like skin lesions in NC/Nga mice. In: Int Immunopharmacol. 2003 Sep;3(9):1313-24.

Tokunaga, K.H. *et al.*: Antihypertensive effect of peptides from royal jelly in spontaneously hypertensive rats. In: Biol Pharm Bull. 2004 Feb;27(2):189-92.

Türkmen, Z. *et al.*: Protective role of Royal Jelly (honeybee) on genotoxicity and lipid peroxidation, induced by petroleum wastewater, in Allium cepa L. root tips. In: Environ Technol. 2009 Oct;30(11):1205-14. doi: 10.1080/09593330903179757.

Vetvicka, Vaclav, J. u. V. Vetvicka, Jana Vetvickova

Vittek, J.: Effect of royal jelly on serum lipids in experimental animals and humans with atherosclerosis. In: Experientia. 1995 Sep 29;51(9-10):927-35.

Viuda-Martos, M. *et al.*: Functional properties of honey, propolis, and royal jelly. Grupo Industrialización de Productos de Origen Animal (IPOA) Alicante / Spanien 2008

Vucevic, D.: Fatty acids isolated from royal jelly modulate dendritic cell-mediated immune response in vitro. In: Int Immunopharmacol. 2007 Sep;7(9):1211-20. Epub 2007 Jun 6.

Watanabe S. *et al.*: Oral mucosal adhesive films containing royal jelly accelerate recovery from 5-Fluorouracil-induced oral mucositis. In: J Pharmacol Sci. 2013;121(2):110-8. Epub 2013 Jan 25.

Weihofen, J.: Gelée Royale – Königliches Gesundheitselixier. Troisdorf 2006

Yamaura, K. *et al.*: Topical royal jelly alleviates symptoms of pruritus in a murine model of allergic contact dermatitis. In: Pharmacogn Mag. 2013 Jan;9(33):9-13. doi: 10.4103/0973-1296.108127.

Yanagita, M. *et al.*: Osteoinductive and anti-inflammatory effect of royal jelly on periodontal ligament cells. In: Biomed Res. 2011 Aug;32(4):285-91.

Yang, X.Y. *et al.*: 10-Hydroxy-2-decenoic acid from Royal jelly: a potential medicine for RA. In: J Ethnopharmacol. 2010 Mar 24;128(2):314-21. doi: 10.1016/j.jep.2010.01.055. Epub 2010 Feb 4.

Yapar, K. *et al.*: Protective effect of royal jelly and green tea extracts effect against cisplatin-induced nephrotoxicity in mice: a comparative study. In: J Med Food. 2009 Oct;12(5):1136-42. doi: 10.1089/jmf.2009.0036.

Yonei, Y. *et al.*: Case report: haemorrhagic colitis associated with royal jelly intake. In: J Gastroenterol Hepatol. 1997 Jul;12(7):495-9.

Yousefi, B. *et al.*: Hydroxy decenoic acid down regulates gtfB and gtfC expression and prevents Streptococcus mutans adherence to the cell surfaces. In: Ann Clin Microbiol Antimicrob. 2012 Jul 28;11:21. doi: 10.1186/1476-0711-11-21.

Zamami, Y. *et al.*: Royal jelly ameliorates insulin resistance in fructose-drinking rats. In: Biol Pharm Bull. 2008 Nov;31(11):2103-7.

Zamani, Z. *et al.*: Effect of Royal Jelly on spatial learning and memory in rat model of streptozotocin-induced sporadic Alzheimer's disease. In: Adv Biomed Res. 2012;1:26. doi: 10.4103/2277-9175.98150. Epub 2012 Jul 6.

Zheng, J. *et al.*: 10-Hydroxy-2-decenoic acid prevents ultraviolet A-induced damage and matrix metalloproteinases expression in human dermal fibroblasts. In: J Eur Acad Dermatol Venereol. 2013 Oct;27(10):1269-77. doi: 10.1111/j.1468-3083.2012.04707.x. Epub 2012 Oct 3.

IMPRESSUM

Dr. Mathias Oldhaver
Gelée Royale – Gesundheit aus dem Bienenstock
Wirkung – Anwendung - Forschung
ISBN 9783944592060
2. unver. Auflage 2017

Bibliographische Information der Deutschen Nationalbibliothek
Die Deutsche Nationalbibliothek verzeichnet diese Publikation in der
Deutschen Nationalbibliographie; detaillierte bibliographische Daten
sind im Internet über http://dnb.d-nb.de abrufbar.

© Eubiotika M.O. Verlag e.K., 65183 Wiesbaden
www.eubiotika-verlag.de
Lektorat: Maja Kunze mk Ibüro, Berlin
Printed in Germany

Dr. Mathias Oldhaver

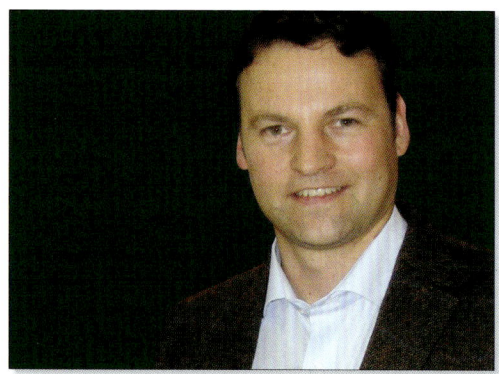

Medizinjournalist und Gesundheitsexperte Dr. Mathias Oldhaver beschäftigt sich schon seit vielen Jahren intensiv mit präventiver Medizin und Naturheilkunde. Zahlreiche Fachartikel in naturheilkundlich orientierten Fachzeitschriften und mehrere Fernsehauftritte haben ihn einem gesundheitsinteressierten Publikum bekannt gemacht. Oldhaver war viele Jahre in leitender Funktion bei großen Krankenversicherungen tätig und hat während dieser Zeit die Ursachen und Folgen von Erkrankungen an der Quelle recherchieren können. Nach seiner Auffassung erkranken Menschen oft, weil sie der Prävention viel zu wenig Bedeutung beimessen. Das gesundheitliche Gegenmodell hat Oldhaver auf zahlreichen Reisen durch alle Kontinente und bei seinen Kontakten zu Menschen unterschiedlichster Herkunft studiert. Vor allem die Naturvölker vertrauen auf ihr Jahrtausende altes Wissen, das vor allem natürliche Wirkstoffe nutzt und im Wesentlichen auf Vorbeugung setzt. Auf dieser Basis hat Oldhaver die Lehre von der Ethnoeubiotik entwickelt. Sie versucht, die Gründe für die Eigenschaften zu identifizieren, bei denen uns die Naturvölker voraus sind. Eine wesentliche Erklärung für das größere Wohlbefinden, Zufriedenheit und Vitalität bis ins hohe Alter bei indigenen Völkern ist ihr enges Verhältnis zur Natur und ihre Ernährungsweise. Über seine zahlreichen Expeditionsreisen und exotischen Heilpflanzen und -methoden berichtet Oldhaver in seinem Ethnoblog.